AF468975

ETUDE

SUR

L'OPÉRATION DE PORRO

OPÉRATION CÉSARIENNE SUIVIE DE L'AMPUTATION DE L'UTÉRUS ET DES OVAIRES.

PAR

Charles MAYGRIER,

Docteur en médecine de la Faculté de Paris,
Ancien interne des Hôpitaux et de la Maternité de Paris,
Membre de la Société anatomique,
Médaille de bronze de l'Assistance publique.

PARIS
A. DELAHAYE et L. LECROSNIER, LIBRAIRES-EDITEURS
PLACE DE L'ÉCOLE DE MÉDECINE

1880

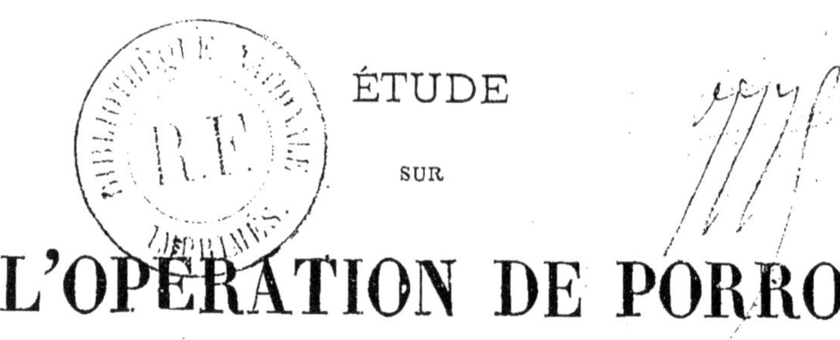

ÉTUDE

SUR

L'OPÉRATION DE PORRO

OPÉRATION CÉSARIENNE SUIVIE DE L'AMPUTATION
DE L'UTÉRUS ET DES OVAIRES

INTRODUCTION.

Pendant le cours de notre quatrième année d'internat à la Maternité, dans le service de M. Tarnier, nous avons eu l'occasion d'assister aux premières opérations de Porro faites à Paris, c'est-à-dire à des sections césariennes, suivies de l'ablation de l'utérus et des ovaires, suivant la méthode inaugurée par le professeur Porro de Pavie, dont le nom est resté attaché à ce procédé opératoire.

La première fut faite en ville par notre maître M. le Dr Tarnier, dans un cas de corps fibreux compliquant la grossesse et rendant impossible l'accouchement par les voies naturelles. Nous avons pu suivre et observer avec soin cinq autres opérées, dont trois à la Maternité, une à l'hôpital Cochin, et une autre à l'hôpital Necker. Sur ces cinq femmes, une fut opérée par M. Tarnier; chez les cinq autres, l'opération fut pratiquée par M. Lucas-Championnière.

Trois malades sur les six guérirent, et quatre enfants furent extraits vivants; les deux autres étaient morts avant l'opération.

Cette succession de faits nouveaux et remarquables, que nous avons eu la bonne fortune d'observer en très peu de temps, puisque le hasard a fourni à M. Lucas-Championnière l'occasion de faire en deux mois à peine quatre opérations de ce genre, explique suffisamment pourquoi nous avons choisi pour notre travail inaugural l'étude d'une opération cependant bien connue aujourd'hui, et sur laquelle on a déjà publié des documents assez nombreux.

Ce sujet s'est, pour ainsi dire, imposé à notre volonté. Nous en avions déjà fait l'objet d'un mémoire déposé à l'Assistance publique, et relatant les deux premiers cas de M. Tarnier que nous avions seulement observés à cette époque, quand le remarquable travail de M. Pinard a paru dans les Archives de gynécologie (novembre et décembre 1879, janvier, 1880).

Depuis, nous avons observé quatre faits nouveaux, et nous nous sommes trouvé plus engagé encore à présenter un travail clinique sur l'operation de Porro, en nous basant surtout sur les cas soumis à notre observation.

Nous avons, dans ce travail, après quelques mots d'historique, étudié particulièrement le manuel opératoire, les modifications qu'on y a apportées et leur valeur.

Nous avons ensuite établi la statistique de l'amputation utéro-ovarique, et dressé le tableau de toutes les opérations connues jusqu'à ce jour.

Enfin, dans une dernière partie, nous avons essayé un parallèle entre l'opération de Porro et l'accouchement provoqué d'une part, l'embryotomie d'autre part. Nous n'avons qu'esquissé ce chapitre qui eut demandé, pour être complet, des développemeuts bien plus considérables et surtout des données bien autrement nombreuses et précises que celles que nous avons eues à notre portée. Notre but a été simplement de poser le problème et d'en montrer les inconnues, laissant à l'avenir le soin de le résoudre.

Quant à la section césarienne simple, c'est avec intention que nous avons laissé de côté son histoire, son manuel opératoire, ses statistiques si controversées. Nous n'avons nullement voulu instruire son procès, et nous nous sommes borné à montrer les avantages actuels et les résultats de la méthode de Porro. C'est cette dernière seule que nous nous sommes proposé d'étudier, et nous n'avons abordé qu'accessoirement, et lorsque cela nous a paru indispensable à notre sujet, la question de l'opération césarienne simple.

Qu'il nous soit permis de terminer ce court avant-propos en exprimant toute notre reconnaissance à notre excellent maître M. Tarnier, pour les précieux enseignements que nous avons puisés dans son service, et en adressant tous nos remerciements à M. Lucas-Championnière, chirurgien de la maternité de Cochin, ainsi qu'à MM. les Drs Pinard et Budin, pour les bons conseils et les indications dont ils ont bien voulu nous aider dans notre travail.

Nous prions aussi M. le professeur Depaul d'agréer l'expression de notre gratitude pour l'obligeance qu'il a eue de mettre à notre disposition les registres de la clinique d'accouchements de la Faculté.

CHAPITRE I.

HISTORIQUE.

Lorsqu'on jette un coup d'œil sur les résultats fournis par l'opération césarienne faite dans les hôpitaux ou maternités des grandes villes, on demeure effrayé en constatant son insuccès presque constant depuis un temps considérable.

A Paris, le dernier fait connu de guérison à la suite de cette opération remonte à l'année 1787, et est dû à Lauvergeat. Depuis, elle a toujours échoué, même entre les mains des chirurgiens les plus habiles, Baudelocque, Béclard, Moreau, Malgaigne, P. Dubois, Danyau, M. le professeur Depaul, M. Tarnier. A Vienne, à Paris, à New-York, même insuccès, depuis plus d'un siècle. M. Debauge (1) rapporte que sur 25 opérations césariennes faites à la Charité de Lyon, de 1841 à 1878, un seul succès a été obtenu par M. Bouchacourt.

Il suffirait donc de parcourir cette statistique décourageante, où le nombre des opérations se chiffre presque par celui des insuccès, pour comprendre comment quelques accoucheurs des plus autorisés ont pu rejeter complétement l'opération césarienne, et lui préférer les méthodes opératoires qui, sacrifiant le fœtus, permettent l'accouchement par les voies naturelles. Aussi, depuis le

(1) De l'amputation utéro-ovarique comme complément de l'opération césarienne. Lyon médical, 1876, p. 32-35.

commencement de ce siècle, depuis surtout que Baudelocque a inventé le céphalotribe, nous voyons les accoucheurs porter leurs efforts vers le perfectionnement de l'embryotomie.

Cependant, voici que depuis quelques années, l'opération césarienne se pratique de nouveau dans les grandes villes et dans les maternités ; les cas s'accumulent avec une rapidité incroyable, et un grand nombre de femmes survivent. Il ne s'agit plus de la section césarienne simple ; les opérateurs la font suivre de l'amputation de l'utérus et les ovaires.

Ce mouvement ne reconnaît pas seulement pour cause une réaction naturelle contre l'embryotomie. Il nous paraît dû surtout à ce que nous apprécions mieux les raisons de la mortalité à la suite de l'opération césarienne et que nous possédons mieux les moyens d'y parer.

En effet, après la section césarienne, la mort est généralement due aux causes suivantes :

1° A l'état d'épuisement dans lequel se trouvent des femmes affaiblies par un travail prolongé. Nous reviendrons plus loin sur ce point.

2° A l'infection puerpérale que nous ont fait bien connaître les découvertes de M. Pasteur sur le rôle important qu'il faut attribuer aux microbes. Les heureux résultats obtenus par l'application sévère et absolue de la méthode antiseptique nous permettent aujourd'hui d'annihiler cette cause, peut-être la plus importante de toutes.

3° A l'hémorrhagie de laquelle ne pouvaient nous affranchir ni une contraction utérine, qui manquait trop souvent, ni toutes les sutures imaginées jusqu'à présent, ligatures perdues ou non, faites à l'aide de fils élastiques de soie ou de catgut, sutures utéro-pariétales, etc. C'est à cette cause que nous paraît répondre surtout le procédé de Porro.

4° A la péritonite généralement due à l'infection, souvent attribuable aux défauts de l'opération et parfois à l'hémorrhagie. La méthode antiseptique, l'amélioration de notre arsenal chirurgical, l'application de l'amputation utéro-ovarique, nous permettent de lutter contre cette cause de mort qui nous paraît surtout devoir être considérée comme la résultante de trois premières.

L'opération de Porro est de date toute récente; son historique est court et il est présent à l'esprit de tous les médecins. Aussi ne ferons-nous que le rappeler en peu de mots.

Le premier chirurgien qui ait fait suivre la section césarienne de l'ablation de l'utérus et des ovaires n'est pas, il faut bien le dire, le professeur Porro, bien que la méthode porte son nom, et selon nous, à juste titre. C'est un chirurgien américain, Horace Storer, de Boston, qui l'a pratiquée pour la première fois, dans des circonstances assez remarquables pour être rappelées. Le 21 juillet 1868, il faisait la gastrotomie chez une femme enceinte, dans le but d'enlever une tumeur fibreuse qui rendait impossible l'accouchement par les voies naturelles. Mais, arrêté dès le début de son opération par une hémorrhagie formidable, il se décida à ouvrir l'utérus et à en extraire l'enfant et le délivre; puis l'hémorrhagie continuant, il attira hors du ventre l'utérus et les annexes, jeta une ligature sur le corps de l'utérus à son point de jonction avec le col et excisa l'utérus, les trompes et les ovaires. Trois jours après la femme mourut.

(1) Journal of the gynecological society of Boston, vol. I, n° 4.

La hardiesse étrange d'une telle opération et son insuccès firent qu'elle ne fut pas considérée alors comme possible et qu'elle tomba dans l'oubli.

Aussi, bien que Storer soit le premier qui ait fait suivre l'opération césarienne de l'amputation utéro-ovarique, c'est en Italie qu'elle a été érigée en méthode, et toute la gloire en revient au professeur Porro.

Déjà, la question de l'ablation de l'utérus en état de gestation avait préoccupé les expérimentateurs italiens.

Cavallini, en 1769, à la suite d'expériences faites sur des femelles grosses et rapportées par Müller, de Berne (1), concluait à la possibilité de réussir cette opération chez la femme. Geser, en 1862, Fogliata en 1874, arrivent aux mêmes conclusions à la suite d'expériences analogues.

Dans l'historique qu'il consacre à l'opération de Porro, M. Pinard (2) rapporte la curieuse opinion de G.-Ph. Michaelis, de Marburg, au sujet des expériences de Cavallini : « On peut se demander si l'opération césarienne n'offrirait pas moins de danger du moment qu'elle serait liée à l'extirpation de l'utérus, dont la présence n'est, du reste, plus qu'un mal dans ces circonstances... Ce n'est que la manière de faire qui serait soumise à quelques difficultés, qu'il serait possible de vaincre. »

Et M. Pinard ajoute que cette proposition de Michaelis n'était pas passée inaperçue, puisque Kilian, de Bonn, « la considère comme un avis bizarre, qui fut rejeté comme très risqué par tous les opérateurs, et ne trouva un accueil favorable que de la part de Stein le jeune. »

(1) Arch. für gynécol., 1878.

(2) De l'opération césarienne suivie de l'amputation utéro-ovarique. In Ann. de gyn., décembre, 1879, p. 412.

Le professeur Edouard Porro, de Pavie, pratiqua lui-même, en 1874, l'ablation de l'utérus chez des lapines en état de gestation et ces animaux survécurent à la mutilation.

Aussi Porro s'était-il promis qu'à la première occasion qu'il aurait de pratiquer la section césasienne, il la ferait suivre de l'enlèvement de l'utérus et de ses annexes.

Cette occasion s'offrit à lui le 21 mai 1876. La remarquable observation du professeur italien est aujourd'hui trop connue pour que nous insistions. Sur une femme rachitique, ayant un diamètre sacro-pubien de quatre centimètres, et à terme, il pratiqua la section césarienne, fit l'extraction d'un enfant vivant et enleva ensuite l'utérus et les ovaires; un mois environ après cette opération, la femme était guérie. Il avait employé la méthode antiseptique dans toute sa rigueur.

Ainsi, dans une grande ville, à Pavie, dans une maternité où régnait l'infection puerpérale, Porro réussit, par cette hardie opération, à sauver la mère et l'enfant.

C'est de propos délibéré que Porro a fait cette opération, et il n'avait pas même alors connaissance du cas de Storer. Il est curieux de voir écrits, par le professeur de Pavie lui-même, les motifs qui l'ont décidé à pratiquer l'amputation utéro-ovarique. Il rapporte le mérite de cette idee à la chirurgie française, et voici comment il s'exprime à ce sujet : « Si la pratique décide un jour en faveur de l'opération que j'ai exécutée, et si la modification que j'ai introduite dans la section césarienne conserve la vie à de nombreuses femmes mal conformées, que la gloire en revienne aux gastrotomistes en général, et plus spécialement au chirurgien français Péan ; ce sont ses opérations hardies et heureuses d'amputation utéro-ovarique, dont la description prouve un si grand amour de la chirurgie, qui m'ont engagé à suivre sa noble impulsion et à faire rentrer cette opération du domaine de la gynécologie dans celui de l'obstétrique (1). »

Le nom de Porro mérite donc bien de rester attaché à cette opération, qui a eu depuis un si grand retentissement. Elle fut bientôt répétée avec des résultats variables en Italie, en Allemagne, en Autriche, en Russie. En France, elle a été faite pour la première fois à Lyon, en janvier 1879, par M. Fochier, et, quelques jours plus tard, M. Tarnier la tentait le premier à Paris.

En même temps, les opérateurs apportaient des modifications au procédé de Porro, et il faut citer surtout celle de Müller, de Berne, sur laquelle nous aurons à revenir. Toutefois, nous verrons ce qu'il faut penser de ces modifications, et l'on peut dire que la méthode de Porro est restée la même, celle de son auteur, et que c'est son mode opératoire qui est encore le plus généralement employé. Les opérations de Porro se sont multipliées dans ces derniers temps, et tous les jours un cas nouveau vient s'ajouter à la liste des précédents.

La thèse de M. Imbert de la Touche(2), qui date du commencement de l'année 1878, en mentionne 6 cas ; et dans le travail beaucoup plus récent de M. Pinard (loc.cit.), un tableau récapitulatif en relève 37. Or, depuis la publication de ce travail, un grand nombre d'autres faits sont parvenus à notre connaissance, et nous avons pu réunir 55 opérations faites jusqu'à ces derniers temps.

(1) Porro. Della amputazione utero-ovarica come complemente di taglio casareo. Milano, 1876.

(2) De l'amputation utéro-ovarique comme complément de l'opération césarienne. Th. Paris, 1878.

Déjà, ce nombre, qui va s'accroitre encore journellement, permet de porter un jugement sur une opération qui est bien entrée dans le domaine de la chirurgie obstétricale, et dont les résultats sont si incontestablement supérieurs à ceux de l'opération césarienne simple.

Est-ce à dire que l'opération césarienne doit être proscrite absolument si l'on n'y adjoint l'ablation de l'utérus et des ovaires ? Nous nous garderions bien d'une pareilie conclusion, et l'opération césarienne compte, à côté de nombreux revers, bien des succès obtenus, il est vrai, surtout en dehors des grands centres, dans les campagnes.

Mais tant que certaines conditions, opératoires ou autres, que nous ignorons encore, ne seront pas venues modifier l'opération césarienne, de façon à la rendre possible et acceptable dans les maternités et les hôpitaux des grandes villes, nous croyons que l'opération de Porro, qui fait chaque jour ses preuves, devra lui être préférée.

CHAPITRE II.

DE L'OPÉRATION DE PORRO AU POINT DE VUE OPÉRATOIRE.

Avant d'entrer dans l'étude du manuel opératoire lui-même, nous croyons devoir indiquer une question qui peut se poser à l'opérateur : celle du moment où il doit opérer. Dans la plupart des observations publiées jusqu'à ce jour, le travail était commencé depuis un temps plus ou moins long, comme on pourra s'en convaincre en jetant les yeux sur les observations qu'à résumées M. Pinard dans sa remarquable étude (loc. cit.).

Mais, si nous supposons que l'opérateur ait le choix, qu'il se soit décidé à l'opération de Porro pendant le cours de la grossesse, devra-t-il attendre que le travail soit commencé, ou agira-t-il avant l'apparition des premières douleurs ? Cette question a déjà été agitée pour l'opération césarienne, et c'est un fait presque universellement admis qu'il faut attendre pour opérer que le travail commence. Ainsi que le fait remarquer Barnes (1) « on appelle le plus possible à son aide les forces naturelles.... ; on croit que l'époque fixée par la nature est celle où tout a été disposé pour le rétablissement ; tout l'organisme a été mieux préparé ; les muscles utérins sont complètement développés et entrés en contraction, il semble raisonnable d'espérer que la blessure de l'utérus se fermera mieux, et que les modifications qui suivent l'accouchement se produi-

(1) Leçons sur les opérations obstétricales, trad. par Cordes, 1878, p. 305.

ront avec moins de danger. » Mais ces considérations ne peuvent nous guider dans l'opération de Porro, où l'on n'a plus à se préoccuper de la plaie utérine.

D'autres données plus importantes nous sont fournies par une intéressante statistique de Harris (1). L'auteur américain rapporte les cas qui lui sont personnels et dans lesquels l'opération ayant été faite à la fin du premier jour de travail, il y a eu 7 guérisons ; puis il cite les faits suivants ; sur 7 femmes opérées avant 34 heures de travail, 4 ont guéri ; sur 10 opérées avant 34 heures de travail, 1 seule a guéri. Il a constaté de plus que sur 16 cas de péritonite survenue après opération césarienne, l'opération avait été faite 13 fois après 30 heures de travail.

Ajoutons à ces chiffres ceux de Radfort, qui, sur 100 opérations césariennes en signale 24 faites avant 24 heures de travail et 76 après 24 heures.

Dans les 24 premiers cas, 7 femmes ont guéri, ce qui donne une mortalité de 70 0/0 environ.

Dans les 76 autres cas, 9 femmes ont guéri, ce qui donne une mortalité de 88 0/0.

De tous ces chiffres, il résulte clairement que la mortalité augmente quand l'opération a lieu le travail étant commencé depuis longtemps. Plus on opère tardivement, moins on a de chances de réussir.

Ces faits peuvent s'expliquer par l'épuisement déjà produit par un travail prolongé chez des sujets qui vont avoir à subir une grave opération, et souvent aussi par des tentatives opératoires malheureuses ayant pu léser les parties maternelles et ouvrir des voies à l'infection ; et si l'on peut conclure de la section césarienne simple à l'opération

(1) American journal, avril 1878, p. 313.

de Porro, il nous semble indiqué de ne pas laisser le travail durer trop longtemps sans intervenir.

On peut donc attendre, pour opérer, que les premières contractions utérines apparaissent ; on respecte mieux ainsi les lois de la parturition ; on a plus de chances d'avoir un enfant qui vivra, et peut-être aussi le commencement d'effacement que va subir le col facilitera-t-il plus l'écoulement lochial du moignon vers le vagin. On opérera ainsi, dès que le travail sera commencé, avant qu'il ait eu le temps d'affaiblir les forces de la femme et de la mettre dans des conditions mauvaises pour supporter l'opération.

Sans doute, il eût été intéressant de faire pour l'opération de Porro ce que Harris et Radfort ont fait pour l'opération césarienne, c'est-à-dire de rechercher d'une part le nombre d'heures écoulées dans chaque cas entre le début du travail et le moment de l'opération, et d'autre part la relation entre la durée de ce travail et le résultat obtenu ; malheureusement, les documents suffisants pour cette recherche font défaut. La plupart des observations sont muettes sur l'heure du début du travail, et sur les particularités que celui-ci a pu présenter.

Nous ne pouvons donc que soulever cette importante question de l'influence du travail et de sa durée sur l'opération. De nouveaux faits bien observés pourront seuls aider par la suite à la résoudre.

Nous allons maintenant décrire le mode opératoire, en étudiant successivement chacun des temps de l'opération, et nous indiquerons chemin faisant les modifications qui ont été proposées et accomplies par divers opérateurs.

Soins préliminaires. — Ce sont les mêmes que ceux qu'on emploie dans l'ovariotomie et l'hystérotomie. Si l'opération a été décidé quelque temps avant le terme de la grossesse, on aura soin de placer la femme dans de bonnes conditions hygiéniques, dans une chambre aérée, de la bien nourrir. On ne devra pas négliger non plus d'agir sur son moral et de l'amener doucement à l'idée de la nécessité d'une opération pour la délivrer ; on évitera ainsi des complications graves qui pourraient être causées par l'agitation et l'excitation nerveuses d'une femme non prévenue et effrayée.

Puis on fera préparer tous les instruments nécessaires, et nous n'avons rien de particulier à noter ici. L'arsenal chirurgical est presque le même que pour l'ovariotomie, et il est facile de se le procurer à l'avance. On aura aussi des solutions phéniquées à divers titres, au vingtième et au quarantième. De nombreuses éponges auront été placées au moins depuis vingt-quatres dans une solution forte. Les instruments devront aussi être plongés dans l'eau phéniquée.

Un peu avant l'opération, un ou deux lavements seront administrés, non seulement pour empêcher l'issue de matières fécales pendant l'opération, mais encore pour maintenir quelque temps après celle-ci l'intestin dans un état de vacuité, qui évitera à la malade tout effort de défécation.

On procède à la toilette de la femme. On la revêt d'une chemise de flanelle, et on enveloppe complètement les membres inférieurs jusqu'à la racine des cuisses avec de l'ouate et deux bandes de flanelle.

Un aide donnera le chloroforme et la femme sera endormie dans son lit, avant d'être transportée sur le lit d'opération.

L'opérateur et ses aides font des ablutions dans une solution phéniquée, et un appareil de pulvérisation à vapeur, soit celui de Lister, soit celui de M. Lucas-Championnière, doit fonctionner pendant toute la durée de l'opération.

La femme est transportée endormie sur le lit spécial de Cintrat ou de Mariaud. L'opérateur se place entre les cuisses qui sont écartées et reposent sur deux gouttières en fil de fer ; deux aides sont placés l'un à droite et l'autre à gauche du lit.

La vessie est vidée à l'aide de la sonde ; puis une injection avec une solution phéniquée forte est poussée dans le vagin, et les parties génitales externes et la paroi abdominale sont lavées avec la même solution.

Tous ces soins préliminaires, n'ont comme on le voit, rien de spécial ; ce sont les mêmes que ceux des grandes opérations de laparotomie ; nous avons tenu à les rappeler pour montrer toute la nécessité qu'il y a à employer la méthode antiseptique dans toute sa rigueur. Dans toutes les opérations auxquelles nous avons assisté, tous ces détails ont été exactement observés.

Incision de la paroi abdominale: — On fait sur la ligne médiane une incision qui ne doit comprendre que la peau et le tissu cellulaire sous-cutané ; puis les couches profondes seront divisées lentement et successivement jusqu'au péritoine. Chaque fois qu'un petit vaisseau de la paroi sera ouvert une pince hémostatique sera immédiatement appliquée sur lui.

La longueur de l'incision a ici une importance particulière ; elle doit être de 16 à 17 centimètres. Ce chiffre est en rapport avec le volume de la tête du fœtus à terme.

En effet, M. Budin a fait remarquer que, la circonférence sous-occipito-frontale étant en moyenne de 33 centimètres, les deux lèvres de l'incision doivent avoir la longueur susdite pour qu'en s'écartant, elles puissent former une ouverture suffisante pour le passage de cette circonférence.

Habituellement, on commence l'incision à trois travers de doigt au-dessus du pubis, et on la continue au-dessus de l'ombilic en le contournant à droite ou à gauche. M. Lucas-Championnière pense qu'il y aurait avantage à faire l'incision plus élevée, de telle façon par exemple, que l'ombilic corresponde en son milieu. Il a opéré ainsi chez la femme qui fait le sujet de notre quatrième observation. Il se propose par là d'ouvrir l'utérus sur un point plus élevé, et de ne pas intéresser toute sa face antérieure ; de cette façon il n'est pas nécessaire d'exciser tout le corps de l'utérus, et M. Lucas-Championnière pense qu'on peut avoir ainsi un pédicule plus long et moins exposé à être tiraillé.

Quand on est arrivé sur le péritoine, on le saisit avec des pinces ; on lui fait une boutonnière avec le bistouri, et on l'incise sur la sonde cannelée dans toute la longueur de la plaie abdominale.

Incision de l'utérus et extraction du fœtus. — Lorsque la cavité abdominale est ouverte, et qu'on a bien reconnu l'utérus, on commence par ramener celui-ci sur la ligne médiane de façon que le diamètre longitudinal de sa face antérieure corresponde au grand diamètre de l'incision cutanée. Les deux aides appuient alors fortement les lèvres de l'incision sur l'utérus pour éviter tout écoulement de sang dans la cavité péritonéale, au moment de l'ouverture de cet organe.

Une incision est faite sur la face antérieure de l'utérus, et sur la ligne médiane, lentement, peu à peu, en même temps qu'un aide éponge constamment la plaie pour étancher le sang qui gêne la vue de l'opérateur. Cette incision, qui est faite sur une grande partie de la hauteur de l'utérus, a été modifiée, comme nous l'avons dit, par M. Lucas-Championnière. Dans l'observation IV, on peut voir que cette incision n'occupe que la moitié supérieure de la face antérieure de l'utérus, pour la raison que nous avons exposée plus haut.

Tout récemment, M. Tarnier s'était demandé si on ne pourrait pas déchirer le tissu utérin au lieu de le couper, et si on ne gagnerait pas ainsi du temps, pour éviter la moindre perte de sang. Dans la dernière opération de Porro, pratiquée par lui à la Maternité, le 13 juin dernier, il a employé ce moyen avec succès. Après avoir fait seulement une boutonnière à la paroi utérine avec le bistouri, il a introduit les deux index dans cette ouverture et a pu déchirer facilement et rapidement le tissu utérin, et pénétrer ainsi dans la cavité utérine.

Il arrive assez fréquemment, quand on incise l'utérus, qu'un flot de sang considérable s'échappe : ce fait s'est rencontré dans notre 2e et 3e observation ; il est dû à ce que le placenta, inséré sur la face antérieure de l'utérus, a été fatalement intéressé par le bistouri. Cette hémorrhagie est effrayante au premier abord, et il est nécessaire de la prévoir pour ne pas s'en inquiéter. Il suffit en effet d'agrandir alors rapidement l'ouverture de l'utérus soit avec des ciseaux, soit en déchirant le tissu avec le doigt, de décoller le placenta et d'extraire l'enfant.

Lorsque l'utérus est ouvert, on introduit la main dans sa cavité, on rompt les membranes et on va à la recherche des pieds du fœtus, qui est extrait immédiatement.

Dans tout ce que nous venons de décrire, nous avons fait allusion au procédé employé par Porro, et à celui que nous avons vu nous-même employer dans cinq cas sur les six auxquels il nous a été donné d'assister. L'utérus est incisé *in situ*, c'est-à-dire étant encore dans la cavité abdominale.

Mais tous les opérateurs n'ont pas agi ainsi, et Müller de Berne, a imaginé une modification qui consiste à faire sortir l'utérus de l'abdomen, à poser une ligature à sa partie inférieure pour empêcher l'hémorrhagie, et à ouvrir seulement alors la paroi utérine.

Dans des expériences faites sur des femelles d'animaux, G. Rein (1) extirpa l'utérus après l'avoir attiré au dehors et avoir posé une ligature sur le col, et il réussit à amener des petits vivants et à conserver la vie aux femelles : il en conclut à la possibilité de l'excision de l'utérus gravide sans perte de sang chez la femme, et à l'excellence du procédé de Müller (2). Voici, du reste, comment Müller s'exprime lui-même sur les avantages qu'il attache à la modification opératoire qu'il a proposée et exécutée avec succès : « Le résultat de ces opérations (Porro, Spaeth, C. Braun) est loin d'être défavorable, si l'on peut se permettre de tirer une conclusion d'un si petit nombre de cas ; cependant, je crois devoir faire observer que par la méthode employée dans ces cas, on ne s'est qu'en partie délivré des dangers de l'opération césarienne,

(1) Sur l'excision sans perte de sang de l'utérus gravide. In Ann. de gynéc., avril, 1879, p. 265.

(2) Centralblat für gynecologie, 1878, p. 96.

parce qu'on a incisé l'utérus étant encore dans la cavité abdominale et qu'on ne l'a fait sortir de cette cavité pour l'exciser qu'après l'avoir vidé de son contenu. Il y a là deux inconvénients ; d'abord, l'extraction du fœtus et l'amoindrissement brusque de l'utérus peuvent, malgré toutes les précautions, être la cause d'un mélange de sang et d'eaux dans la cavité abdominale, ce qui, d'après les expériences de Wegner, doit être considéré comme très dangereux. Ensuite, en ne serrant le col qu'après l'évacuation de l'utérus, on s'opposera aux hémorrhagies qui peuvent survenir par inertie utérine ; mais on ne peut prévenir en aucune façon les hémorrhagies qui accompagnent l'ouverture de l'utérus, l'extraction du fœtus et du placenta, et qui durent jusqu'à la constriction du col. En prévision de ces défectuosités, je m'étais proposé dans un cas semblable de faire l'extirpation d'une façon différente qui me permettrait de combattre avec succès les inconvénients signalés.... »

Enfin, selon Müller, on peut toujours exécuter sa méthode, parce que 1° l'utérus, dans les cas de viciation extrême du bassin, est toujours dans un état prononcé d'antéversion, et que le fond de l'organe se trouve toujours placé entre la cicatrice ombilicale et la symphyse pubienne, 2° parce que la suspension de la circulation fœto-placentaire n'est que temporaire, très courte et que l'extraction du fœtus est rapide.

Parmi les opérateurs qui ont suivi le procédé indiqué par Muller nous signalerons particulièrement Litzmann, Breisky, Fehling, G. Braun et M. Tarnier dans sa première opération. L'oqérée seule de Breisky a survécu.

Litzmann et Fehling ont modifié légèrement le mode opératoire ; au lieu de lier, comme Muller. définitivement le col de l'utérus gravide attiré hors de la cavité abdominale, avant de l'inciser, ils l'ont simplement entouré d'une ligature provisoire, mais puissante, à l'aide de la bande d'Esmarch.

Dans le cas de Fehling, l'incision de l'utérus tomba sur le placenta; cependant, il n'y eut qu'une perte de sang insignifiante; la bande d'Esmarch put être facilement et solidement appliquée; enfin la suppression momentanée d'oxygène ne fut nullement préjudiciable à l'enfant.

Mais si les accoucheurs que nous venons de signaler ont pu assez facilement employer le procédé de Muller et faire sortir l'utérus hors de l'abdomen, il n'en a pas été de même dans tous les cas où on l'a essayé. Dans sa première opération: le professeur Tiboue, « voulant faire sortir l'utérus de la cavité abdominale avant de l'inciser, ponctionna les membranes par le vagin : l'incision de la paroi abdominale mesurait 12 centimètres, mais elle fut insuffisante pour laisser passer l'utérus; on l'agrandit de 6 centimètres et l'utérus, bien que le fœtus ne fût pas à terme et le liquide amniotique écoulé, ne passa qu'avec beaucoup de difficultés, et encore, les bords de la plaie furent très fortement contusionnés (1). » C. Braun dans sa deuxième et sa troisième opération essaya en vain de faire sortir l'utérus par la plaie abdominale; il ne put parvenir et fut obligé de l'inciser *in situ*. Le professeur Chiara, sur trois cas où il voulut attirer l'utérus gravide au dehors, n'y réussit qu'une fois et en tiraillant et contondant les angles et les bords de la plaie; dans les autres cas, il y eut des déchirures de la trompe dans les tentatives d'extraetion qui de-

(1). Ann. de gynéc. Décembre, 1879, p. 429.

meurèrent infructueux, de sorte que l'utérus dut être incisé dans la cavité abdominale.

De tous ces faits il résulte que le procédé de Muller peut avoir de graves inconvénients et qu'il est souvent d'une exécution difficile. Nous ne croyons pas qu'il puisse être généralement adopté, et en voici les raisons : les femmes rachitiques sur lesquelles on opère ordinairement sont de petite taille. et il faut faire une trop large incision à la paroi abdominale pour que l'utérus puisse sortir au dehors. Les tiraillements et les déchirures du péritoine peuvent être des causes de péritonite ; enfin la crainte de l'effusion du sang ou des eaux dans la cavité péritonéale quand on incise l'utérus *in situ* paraît bien illusoire, quand on songe que, dans toutes les observations, les aides ont maintenu avec les mains les parois abdominales appliquées contre l'utérus, et qu'il suffit pour absorber tout liquide sortant de la matrice de garnir de nombreuses éponges les bords de la plaie. Cependant le procédé de Muller a de réels avantages en s'opposant à l'hémorrhagie, et on pourra l'employer dans quelques cas quand il est d'une exécution facile.

Amputation de l'utérus et des ovaires, formation du pédicule. — Nous revenons maintenant au cas où l'utérus a été incisé *in situ* et où l'enfant vient d'être extrait. Il faut alors attirer l'utérus gravide au dehors avec les annexes. Pour cela deux grandes pinces à kyste sont placées sur les bords de la plaie utérine, et on amène avec elles le corps de l'utérus hors du ventre. A ce moment, on doit prendre garde à la sortie des intestins ; des serviettes chaudes doivent être placées tout autour de la plaie, et maintenues par les aides.

Dès que l'utérus est hors de la cavité abdominale, un aide le saisit fortement avec les deux mains aussi près que possible du col, et le maintient ainsi jusqu'à ce que la ligature soit posée.

Pour placer cette ligature on peut agir de deux manières différentes. L'opérateur traverse avec un trocart le tissu utérin à l'union du col avec le corps, et on passe par la canule deux fils de fer, qui sont ensuite serrés l'un à droite, l'autre à gauche.

Le moyen que nous avons toujours vu employer est plus simple encore. Le tissu utérin est traversé tout près du col à l'aide d'une broche en acier; une seconde broche est enfoncée perpendiculairement à la première et à une petite distance d'elle, puis on place un fil de fer autour du col et au-dessous des deux broches.

Au moment de serrer ce fil, on devra bien s'assurer que les trompes et les ovaires sont placés au-dessus de lui et qu'il n'en reste aucune partie au niveau même du fil. Malgré ces précautions, il arrive quelquefois, et le fait est signalé dans deux de nos observations qu'une portion d'ovaire reste prise dans la ligature. Ce fait n'a aucun inconvénient puisque cette portion de la glande devra s'éliminer avec le reste du pédicule.

Pour serrer le fil de fer autour du col, on emploie le constricteur de Cintrat; il faut serrer lentement, pour éviter que le fil ne casse, ce qui pourrait causer un petit retard préjudiciable dans l'opération. On continue la constriction jusqu'à ce qu'il ne s'écoule plus une goutte de sang par la plaie utérine.

Pour plus de sûreté, on serre ordinairement un second fil de fer autour de l'utérus, entre les deux broches.

Il n'y a plus alors qu'à exciser toute la portion de l'utérus et des annexes qui sont situés au-dessus de la ligature. On se sert pour cela d'un bistouri large et plat, et la section doit être faite à deux centimètres environ de la ligature. Dans presque toutes les observatlons où nous avons relevé le poids de la partie ainsi enlevée, nous avons trouvé un chiffre variant entre 600 et 650 grammes.

On procède à la toilette du péritoine à l'aide de petites éponges montées, et on attire vers la partie inférieure de la plaie le pédicule utérin. On pourrait le fixer à l'aide de plusieurs points de suture, on pourrait encore traverser avec une longue aiguille en même temps la paroi abdominale et le moignon, pour éviter son enfoncement, mais nous devons dire que dans aucune des opérations auxquelles nous avons assisté nous n'avons vu le moignon être maintenu autrement que par les broches qui le traversent, et que par les points de suture de la paroi abdominale, et il n'y a jamais eu d'enfoncement du moignon, ce qui tient à ce que des adhérences profondes s'établissent rapidement entre ce qui reste du tissu utérin et la paroi abdominale. On placera donc le moignon à la partie inférieure de la plaie, il ne restera qu'à suturer la paroi abdominale,

Tel est le mode opératoire que nous avons vu employer à propos du pédicule, et il nous a paru simple, facile et exempt d'inconvénients ou de dangers. Cette question est cependant une de celles qui ont été le plus discutées. Voici comment Velponer (1), assistant à la clinique obstétricale de Vienne, s'exprime à ce sujet : « Jusqu'à présent, dit-il, nous avons vu employer pour serrer le pédicule et le maintenir hors de l'abdomen le serre-nœud de Cintrat, la chaîne de

(1) Lo sperimentale, 1879.

l'écraseur modifié de Billroth, et le clamp de Spencer Wells.

« Prêt à reconnaître les succès des deux premières méthodes, nous ne pouvons en passer sous silence les inconvénients. Il est incontestable que le fil de fer serré par le serre-nœud peut glisser sur la surface libre de l'utérus, s'approcher trop près du vagin, peut-être même l'étrangler. .... La chaîne de l'écraseur exempte de ce défaut... En engageant l'écraseur, il faut, en tout cas, se garder de serrer outre mesure le tissu utérin afin de ne pas produire une lacération de la séreuse et des muscles utérins. Cet accident arriva au professeur Wasseige, de Liège et bien qu'il réussit à dompter l'hémorrhagie consécutive, cependant l'hémostase ne fut pas permanente et l'opérée mourut le troisième jour (1). »

Les inconvénients attribués par Welponer au serre-nœud de Cintrat, disparaissent du moment qu'on place le fil de fer au-dessous d'une broche d'acier qui l'empêche de glisser.

Nous croyons que le procédé que nous avons toujours vu employé et décrit, est le plus simple et le meilleur.

On a enfin agité la question de la suppression complète du pédicule qu'on rentrerait dans la cavité abdominale. « Il est certain, dit encore Welponer (loc. cit.) que cette

(1) En présence de cet accident qu'il attribue à la très grande friabilité de l'utérus, résulat probable d'uns longue misère physiologique, M. Vasseige a cru devoir faire construire un nouveau constricteur dans lequel l'anse comprimaute est un ruban d'acier fort mince, large de 1 cent. et long de 50 cent. Cet instrument présenterait les avantages suivants : 1° striction sur une lage étendue ; 2° action douce et directe; 3° sensation plus nette de la force employée et de la résistance des issus. (Revue des sciences médicales de Hayem, juillet, 1879, p. 211.)

manière de faire conviendrait mieux aux exigences du traitement antiseptique, puisque le moignon présente une entrée toujours ouverte aux produits septiques. Pour éviter cette éventualité, Hegar propose la ligature perdue, et le professeur Schrœder, de Berlin, dans le congrès scientifique de Cassel (1878), a fait connaître le procédé de suture dont il se servait avec beaucoup de succès dans des hystérotomies pour tumeurs fibreuses de l'utérus. »

Fehling (1) envisageant ce même point la suppression possible du pédicule, s'exprime ainsi : « Bien que Schröder et Olshausen prédisent certainement, avec toute raison, la suppression du pédicule dans l'avenir, je n'ai cependant pas voulu avant que de plus nombreuses expériences n'aient été faites dans les laparotomies pour corps fibreux, changer de méthode, parce que, à mon avis, une hémorrhagie consécutive pourrait résulter de la rapidité de l'involution et du relâchement de la suture. »

Nous nous associons à cette prudente réserve de Fehling et nous ne croyons pas qu'on puisse porter un jugement assuré sur la suppression du pédicule, quand elle est encore discutée pour l'hystérotomie.

Nous nous bornerons à rappeler que ce moyen n'a été tenté encore qu'une fois dans l'opération de Porro. Litzmann, après avoir fait la suture du moignon, le replongea dans la cavité abdominale ; l'issue fut funeste.

Pour suturer la paroi abdominale, on se sert de fils d'argent, à l'aide desquels on fait un nombre variables de sutures profondes et de sutures superficielles ; il est quelquefois nécessaire d'en placer une ou deux au-dessous du pé-

(1) Centralblath für gynecologie, n° 24, 1878.

dicule pour ne laisser aucune ouverture entre celui-ci et les lèvres de la plaie abdominale.

Avant de fermer la cavité abdominale, plusieurs auteurs placent un tube à drainage dans le cul-de-sac de Douglas et le font sortir à la paroi inférieure de la plaie, d'autres établissent aussi le drainage vaginal. Nous ne voulons pas discuter ici la question du drainage de la cavité péritonéale. qui est si employé aujourd'hui dans les opérations pratiquées sur le rectum, sur l'utérus par Volkmann, Bardenheuer, etc., etc., et sur laquelle il nous manque trop de données pour formuler une opinion. Nous ferons simplement remarquer que ce drainage n'a été employé ni par M. Tarnier, ni par M. Lucas-Championnière chez les opérées dont nous rapportons l'histoire et que, chez celles qui ont succombé, l'autopsie n'a révélé aucune rétention de sang ou de liquide dans la cavité péritonéale.

Pansement. — Lorsque la plaie abdominale est fermée, on procède au pansement. On lave d'abord soigneusement l'abdomen et les cuisses à l'eau phéniquée, on badigeonne ordinairement le pédicule avec un pinceau imbibé de perchlorure de fer, puis on fait le pansement de Lister. On a soin d'interposer autour du moignon, entre les broches qui le traversent et la peau, quelques compresses de gaze phéniquée pour éviter toute pression douloureuse. La pièce de makintosch, qui recouvre le pansement doit être assez large pour arriver jusqu'à la région pubienne de façon à éviter tout écoulement de liquide de ce côté. Une large bande d'ouate est ensuite appliquée sur le pansement et on exerce sur elle une légère compression à l'aide d'un bandage de corps en flanelle.

La femme est reportée dans son lit qui a été préalablement chauffé. On laisse les membres inférieurs entourés de leur ouate.

La malade est couchée sur le dos, les cuisses en demi-flexion et abduction légère, afin que le relâchement des parois abdominales soit complet.

La durée totale de l'opération a été environ d'une demi-heure à trois quarts d'heure, dans les observations que nous rapportons. Toutefois, nous avons souvent entendu exprimer à M. Tarnier l'opinion que lorsque les accoucheurs se seront familiarisés avec cette opération nouvelle, lorsqu'elle sera mieux réglée dans tous ses détails et son instrumentation, on pourra gagner assez de temps pour que cette condition défavorable de la longue durée de l'opération disparaisse complètement.

Soins consécutifs. — Un ou deux aides doivent être placés auprès de la malade et veiller, au moins pendant la première heure, à ce qu'elle ne se remue pas et à ce qu'aucune des pièces du pansement ns soit déplacée.

•Dans trois de nos observations, on peut voir que les malades ont eu des attaques d'hystérie, et l'on comprend toute la gravité de ces mouvements convulsifs qui peuvent déplacer le pédicule. Chez l'opérée de M. Lucas-Championnière, à Cochin, il y eut, à la suite d'une attaque, une hémorrhagie assez considérable par le moignon ; cependant celui-ci resta fixé à la paroi abdominale.

C'est un fait intéressant à signaler ici que cette persistance de l'hystérie après l'ablation des ovaires, et qu donne à réfléchir sur la valeur de l'opération de Battey et d'Hégar, l'ovariotomie normale, au point de vue de la cure de l'hystérie. Ce n'est pas d'ailleurs seulement immédiatement après l'opération que peuvent survenir ces attaques convulsives. Les malades peuvent rester hystériques, et la femme de notre première observation en est un très curieux exemple, puisqu'elle a eu des attaques trois mois après avoir subi l'opération de Porro.

La chambre dans laquelle est placée l'opérée doit être maintenue à une température douce et constante de 18° environ. On aura soin d'éviter tout refroidissement, tout courant d'air qui pourrait amener un rhume, et consécutivement des efforts de toux très préjudiciables à la stabilité du pédicule.

Habituellement, lorsque les malades reviennent à elles et que l'influeuce du chloroforme se dissipe, elles se plaignent de douleurs de ventre, de coliques, d'envies fréquentes d'uriner. Les préparations opiacées et surtout les injections hypodermiques de chlorhydrate de morphine sont alors indiquées et amènent un soulagement immédiat.

Souvent aussi il survient des nausées, des régurgitations, des efforts de vomissements. Comme tout effort doit être proscrit comme fâcheux, on les fera cesser par l'administration de petits morceaux de glace, de champagne frappé, de grogs froids, etc.

On surveillera avec soin le pouls, la respiration, la température.

La respiration est en général fréquente, et on pourra voir qu'elle reste longtemps bien plus rapide qu'à l'état normal, en parcourant nos observations.

Le pouls présente des particularités intéressantes, sur lesquelles a déja insisté M. Lucas-Championnière, et que nous trouvons mentionnées dans l'excellente thèse de notre regretté collègue et ami Letousey (1), à propos de l'hystéro-

(1) Letousey. De l'hystérectomie sus-vaginale par la voie abdominale dans le traitement des tumeurs utérines, en dehors de la grossesse. Th. Paris, 1879, p. 40.

tomie. C'est surtout le second et le troisième jour après l'opération qu'on observe ce caractère spécial du pouls. Il devient irrégulier, il est affolé en quelque sorte, et oscille entre 100, 120, 140 pulsations, alors que la température reste relativement modérée. Ce fait, qui n'a manqué chez aucune des opérées que nons avons observées, est rattaché par M. Championnière « aux tiraillements que le pédicule subit dans l'hystérotomie. Il est presque toujours, en effet, très court, très volumineux, et il contient un grand nombre de filets nerveux, d'origine sympathique. Or, la constriction violente exercée par le serre-nœud ou le clamp, les tiraillements subis par le col de l'utérus, par les ligaments larges et même pas les insertions vaginales, suffisent amplement pour expliquer cette allure toute particulière du pouls. »

Ces désordres dans l'innervation du cœur, qui « résultent évidemment de l'ébranlement brutal auquel est soumis tout le système nerveux sympathique » (Lucas-Championnière) par le fait de la suppression de l'appareil utéro-ovarien, peuvent provoquer des accidents extrêmement graves et la mort. C'est ainsi que la femme qui fait l'objet de notre quatrième observation, morte dès le second jour, trente et une heures après l'opération, et chez laquelle on n'a pas trouvé trace de péritonite, a certainement succombé à l'intensité de ces troubles du système nerveux. Au moment de la mort, la température s'était élevée au chiffre insolite de 42°, 8 !

Ces faits sont très importants à signaler ; peu connus encore, ils nous montrent que l'opération de Porro a sa gravité particulière dans une perturbation du système nerveux qui ne doit pas surprendre, si l'on songe à la mutilation considérable subie par les opérées.

A quel moment doit-on faire le premier pansement? Il n'y a aucun inconvénient à laisser en place le premier appareil pendant vingt-quatre à trente-six heures tant que la malade va bien, qu'elle ne présente pas d'élévation de la température et que les pièces du pansement ne sont pas traversées par les liquides de la plaie. Cette dernière remarque est importante; pendant notre année d'internat dans le service de M. Panas à l'hôpital Lariboisière, où le pansement de Lister était uniquement employé, il nous est arrivé, en effet souvent, lorsqu'une élévation de température survenait chez un opéré, de trouver le pansement souillé par le pus. Aussi Lister donne-t-il luimême comme règle de terminer le pansement par l'application d'une toile imperméable dépassant de beaucoup les limites de la région qu'on veut recouvrir.

Lorsqu'on fait le premier pansement, vingt-quatre ou trente-six heures après l'opération, on trouve ordinairement le pédicule sec, ratatiné; il y a absence de suppuration, et c'est à peine si les premières compresses phéniquées sont un peu tachées.

Aussi, M. Lucas-Championnière conseille-t-il d'attendre quelques jours tant que les choses vont bien. Chez la femme qu'il a opérée à Necker, le 30 décembre 1879, il n'a fait le premier pansement que le 4 janvier, c'est-à-dire quatre jours après l'opération. Ce chirurgien croit qu'il y a avantage à attendre ainsi, parce qu'on évite à la malade toute espèce de déplacement, ce qui est très favorable à la formation des adhérences du pédicule à la paroi abdominale.

A partir du deuxième ou du troisième pansement, on voit le moignon commencer à s'éliminer; il se fait une suppuration généralement peu abondante tout autour de lui;

on est ordinairement obligé d'en exciser quelques lambeaux noirs, sphacélés.

Cette élimination met habituellement de douze à quinze jours à se faire; il reste à la place du moignon un enfoncement rosé, bourgeonnant, qui se cicatrise rapidement comme une plaie ordinaire. Quelquefois cependant il reste un point ulcéré qui ne se cicatrise qu'à la longue, comme dans notre observation 1.

Les points de suture seront enlevés au gré du chirurgien; il n'y a ici d'autre règle que l'examen de la plaie elle-même, de l'action des fils sur les tissus, du degré de rapprochement des lèvre de l'incision, etc.

On est souvent obligé de sonder les opérées pendant plusieurs jours de suite, car elles éprouvent fréquemment d'assez vives douleurs dans le bas-ventre, et ne peuvent uriner. — Chez la malade de l'observation 1, il existait à chaque envie d'uriner une espèce d'aura, une douleur qui suivait le long de la cuisse, et qui ne disparaissait qu'après le catéthérisme vésical.

Les garde-robes ne doivent pas être provoquées avant quatre à cinq jours, à moins qu'elles ne surviennent naturellement; car les efforts de défécation doivent être évités dans les jours qui suivent l'opération.

L'alimentation sera réglée d'après l'état général de l'opérée, et nous n'avons rien de particulier à noter à ce sujet.

Nous n'avons vu signaler dans aucune observation un écoulement de sang survenant par le moignon à l'époque des règles, comme on l'a observé après l'hystérotomie dans un grand nombre de cas, qui ont été réunis par M. Ormières dans sa thèse (1).

(1) Ormières. Sur la menstruation après l'ovariotomie et l'hystérectomie. Th. Paris, 1880.

Enfin, il est une fonction importante qui s'établit normalement chez les femmes qui ont subi l'opération de Porro, comme chez les nouvelles accouchées : nous voulons parler de la lactation. Le gonflement des seins et la montée du lait se font régulièrement et les malades peuvent nourrir leur enfant, comme le fait est signalé dans la première observation de Wasseige, de Liège.

Ajoutons en terminant que, chez toutes les femmes que nous avons observées, il y a eu pendant plusieurs jours un écoulement vaginal muqueux ou muco-purulent plus ou moins abondant; cet écoulement est sans importance, il n'exige que quelques soins de propreté.

TABLEAU STATISTIQUE DE L'OPÉRATION DE PORRO

Nos D'ORDRE	NOM DE L'OPÉRATEUR — LIEU DE L'OPÉRATION — DATE	INDICATIONS BIBLIOGRAPHIQUES	ACCOUCHEMENTS ANTÉCÉDENTS	CAUSES DE L'OPÉRATION	RÉSULTATS — MÈRE	RÉSULTATS — ENFANT — SON POIDS
1	STORER, à Boston, le 21 juillet 1868.	*Journal of the gynæcological Society of Boston*. vol. I, no 4.	Primipare.	Tumeur fibreuse.	Morte le quatrième jour de septicémie.	Mort avant l'opération. 4000 gr.
2	PORRO, à Pavie, le 21 mai 1876.	*Della amputazione utero-ovarica come complemento di taglio cesareo*, pel dottor Edoardo Porro. Milano, 1876.	Primipare.	Bassin rachitique. — Diamètre conjugué vrai : 4 centimètres.	Guérie.	Vivant. — Volumineux.
3	INZANI, à Borgo San Donino (près de Parme), le 3 janvier 1877.	Observation communiquée par l'opérateur à M. Pinard.	Trois accouchements antérieurs réguliers.	Ostéosarcome du bassin.	Morte le quatrième jour de péritonite.	Vivant. — Volumineux.
4	HEGAR, à Fribourg, le 28 mars 1877.	*Centralblatt für gyn.* no 1, 1879.	Primipare.	Bassin vicié par cyphose dorso-lombaire.	Morte le quatrième jour de péritonite.	Vivant. — ?
5	PREVITALI, à Bergame, le 25 avril 1877.	»	»	»	Morte.	?
6	SPÆTH, à Vienne, le 22 juin 1877.	*Wiener med. Wochenschr.*, no 4, 1878.	Enceinte pour la dixième fois; cinq accouchements spontanés; le sixième terminé à terme par ovariotomie; trois avortements.	Ostéomalacie.	Guérie.	Vivant. — ?
7	SPÆTH, à Vienne, le 3 septembre 1877.	Id.	Enceinte pour la quatrième fois; les deux premiers accouchements spontanés; le troisième terminé par le forceps.	Ostéomalacie.	Morte le huitième jour de péritonite.	Mort avant l'opération. 2970 gr.
8	C. BRAUN, à Vienne, 5 septembre, 1877.	*Wiener med. Wochenschr.*, no 3, 1879.	Enceinte pour la huitième fois : les six premiers accouchements heureux, le septième terminé par une version.	Ostéomalacie.	Morte le deuxième jour de péritonite.	Vivant. — 3200 gr.
9	CHIARA, à Milan, le 16 décembre 1877.	*Fatti et commenti clinici esposti*, dal professor Chiara. Milano, 1878.	Primipare.	Bassin rachitique, pseudo-ostéomalacique. — Diamètre conjugé vrai : 42 millimètres.	Morte dans le collapsus le cinquième jour.	Vivant. — 3120 gr.
10	MULLER, de Berne, le 4 février 1878.	*Arch. für gyn.*, 1878	Enceinte pour la sixième fois; l'ostéomalacie n'est apparue que pendant la troisième grossesse.	Ostéomalacie.	Guérie.	Mort avant l'opération.
11	FRANZOLINI, à Udine, le 11 avril 1878.	*Giornale veneto di scienze med.*, févr. 1879, p. 118.	»	Anasarque, œdème pulmonaire.	Morte le deuxième jour.	Deux jumeaux?
12	VASSEIGE, à Liège, le 14 avril 1878.	*Bullet. de l'Acad. royale de méd. de Belgique*. t. XII, 3e série, no 5.	Primipare.	Bassin rachitique : diamètre conjugué vrai : 4 cent.	Guérie.	Vivant.
13	C. BRAUN, à Vienne, le 10 mai 1878	*Wiener med. Wochenschrift*, no 2, 1879.	Primipare	Bassin rachitique : diamètre conjugué vrai : 5 cent.	Guérie.	Vivant. — 2600 gr.
14	CHIARA, à Milan, le 22 mai 1878.	*Fatti et commenti clinici*. Milano, 1878.	Enceinte pour la troisième fois; deux avortements.	Bassin rachitique : diamètre conjugué vrai : 52 mil.	Morte le quatrième jour de péritonite.	Vivant.
15	TIBONE, à Turin, le 27 mai 1878.	*Annali di ostetricia, ginecologia e pediatria*, mars, 1879.	Primipare.	Bassin rachitique : diamètre conjugé vrai : 68 mil.	Morte le deuxième jour de péritonite.	Vivant. — 2000 gr.
16	LITZMANN, à Kiel, le 12 juin 1878.	*Beitrag zur statistick der Kaiserschnitts nach Porro. Centralblatt für gynæc.*, no 1, 1879.	Secondipare; le premier accouchement terminé, deux ans avant, par la crâniotomie.	Bassin rachitique : diamètre promonto-pubien, minimum : 7 c. à 7 c. 3.	Morte le sixième jour de péritonite.	Vivant.
17	BREISKY, à Prague, le 9 juillet 1878.	*Arch. für gynæc*, bd. XIV, p. 102-104.	»	Bassin rachitique : diamètre conjugué vrai : 6 c. 2 à 6 c. 7.	Guérie.	Vivant.
18	WASSEIGE, à Liège, le 3 août 1878.	*Bull. de l'Acad. royale de méd. de Belgique*. t. XII, 3e série, p. 7..8.	Primipare.	Bassin rachitique : diamètre antéro-postérieur : 2 c. 5.	Morte le deuxième jour des suites d'une hémorrhagie grave survenue pendant l'opération.	Vivant. — 2600 gr.
19	PEROLIO, à Brescia, 23 août 1878.	*Un altra guarita di operazione cesarea con amputazione utero-ovarica*. Brescia, 1879.	Primipare.	Bassin rachitique pseudo-ostéomalacique et asymétrique.	Guérie.	Vivant. — 2800 gr.
20	RIEDINGER, à Brünn, le 16 septembre 1878.	*Sectio cæsarea nach Porro mit gunstigen Erfolge Wiener meditinische Wochenschr.* nos 20 et 21, 1879.	Primipare.	Bassin rachitique : diamètre conjugué vrai 5 c. 5.	Guérie.	Vivant. — 2550 gr.
21	FEHLING, à Stuttgart, le 7 octobre 1878.	*Centralblatt f. gyn.* no 24, 1878.	Primipare.	Bassin vicié par cyphose : diamètre promonto-souspubien : 4 centimètres.	Morte le troisième jour de péritonite	Vivant. — 3560 gr.
22	CHIARA, à Milan, le 19 octobre 1878.	*Fatti et commenti clinici esposti*, dal dottore Chiara. Milano, 1878.	Six accouchements antérieurs, dont cinq faciles; le sixième pénible.	Bassin ostéomalacique.	Guérie.	Vivant.
23	C. BRAUN, à Vienne, le 18 décembre 1878.	*Wiener medizinische Wochenschr*, nos 12, 13, 15 et 16, 1879.	Primipare.	Bassin rachitique : diamètre conjugué vrai : 5 c. 5	Morte le deuxième jour de péritonite.	Vivant. — 2500 gr.
24	PREVITALI, à Bergame, le 31 décembre 1878.	?	?	?	Morte.	?
25	TIBONE, à Turin, le 17 janvier 1879.	*Ann. de gynec.*, décembre 1879, p. 435.	Primipare.	Bassin rachitique : diamètre conjugué vrai : 5 cent.	Guérie.	Vivant. — 2230 gr.
26	FOCHIER, à Lyon, le 2 février 1879	*Lyon médical*, juin-juillet 1879.	Primipare.	Bassin ostéomalacique.	Guérie.	Vivant. — 3700 gr.
27	TARNIER, à Paris, le 24 février 1879.	*Ann. de gynéc.*, août 1879.	Primipare.	Tumeur fibreuse.	Morte d'empoisonnement septique.	Mort avant l'opération.
28	COGGI, à Crémone, le 11 février 1879.	*Ann. de gynéc.*, décembre 1879, p. 438.	?	?	Morte.	?
29	TIBONE, à Turin, le 1er mars 1879.	Id.	Primipare.	Bassin rachitique : diamètre conjugué vrai : 4 c. 2	Morte le deuxième jour de péritonite.	Vivant. — 2450 gr.
30	TARNIER, à Paris, le 20 mars 1879.	*Bullet. de l'Acad. méd.*, 1879, et *Ann. de gynéc.*, août 1879.	Primipare.	Bassin rachitique, pseudo-ostéomalacique : diamètre promonto-pubien, minimum : 4 c. 5.	Guérie.	Mort avant l'opération.
31	PEYRETTI, à Turin, le 20 mars 1879.	*Taglio cesareo con amputazione utero-ovarica*, etc. Regia opera della Maternità di Torino. Turin, 1879.	Primipare.	Bassin rachitique.	Morte le dixième jour du tétanos.	Vivant. — 2655 gr.
32	C. BRAUN, à Vienne, le 2 avril 1879.	*Lo Sperimentale*, juin 1879.	Primipare.	Bassin rachitique à double promontoire : diamètre promonto-pubien, minimum : 6 centimètres.	Guérie.	Vivant. — 1700 gr.
33	BERRUTI, à Turin, le 16 mai 1879.	*Annali di ostetricia, ginecologia e pediatria*, juin 1879, p. 347.	Primipare.	Bassin rachitique, pseudo-ostéomalacique.	Guérie.	Vivant.
34	PREVITALI, à Bergame, le 3 mai 1879.	?	?	?	Morte.	?
35	C. BRAUN, à Vienne, le 23 mai 1879.	Observation publiée par Pawlik in *Wiener med Wochenschr.*, nos 19 et suivants, 1880.	Primipare.	Bassin rachitique : diamètre conjugué vrai : 5 cent.	Morte le quatrième jour de péritonite	Vivant. — 2425 gr.
36	MANGIAGALLI, à Milan, le 19 juin 1879.	*Annali di ostetricia, ginecologia e pediatria*, octobre 1879, p. 573.	Primipare.	Bassin rachitique pseudo-ostéomalacique : diamètre antéro-postérieur minimum : 4 c. à 5 c.	Guérie.	Vivant.
37	C. BRAUN, à Vienne, le 20 juin 1879.	Observ. publiée par Karl Pawlik in *Wiener med. Wochensch.*, no 16, 1880.	Primipare.	Bassin rachitique : diamètre conjugué vrai : 6 cent.	Guérie.	Vivant. — 3700 gr.
38	CHIARA, à Milan, le 28 août 1879.	Id.	Un accouchement antérieur, terminé par la céphalotripsie; la malade tient beaucoup cette fois à avoir un enfant vivant.	Bassin rachitique.	Guérie.	Vivant. — 1700 gr.
39	PRÉVOST, à Moscou.	?	?	?	Guérie.	?
40	X..., à Moscou.	?	?	?	Morte.	?
41	LUCAS-CHAMPIONNIÈRE, à Paris, 19 novembre 1879.	*Bullet. Académ.*, 1880 (v. nos observat.)	Primipare.	Bassin rachitique : diamètre promonto-pubien : 4 c. 8.	Guérie.	Vivant.
42	LUCAS-CHAMPIONNIÈRE, à Paris, le 6 décembre 1879.	V. nos observations.	Primipare.	Bassin rachitique : diamètre promonto-pubien : 5 c.	Morte : autopsie négative.	Vivant.
43	LUCAS-CHAMPIONNIÈRE, à Paris, le 30 décembre 1879.	V. nos observations.	Primipare.	Bassin rachitique : diamètre promonto-pubien : 5 c. 2	Guérie.	Vivant.
44	LUCAS-CHAMPIONNIÈRE, à Paris, le 13 janvier 1880.	V. nos observations	Primipare.	Bassin rachitique : diamètre sacro-pubien 5 c.	Morte.	Vivant.
45	PREVITALI, à Bergame, le 9 janvier 1880.	Cas signalé in *Annali di ostetricia*, février 1880.	?	?	?	?
46	HAUSNER, à Garmen, le 22 janvier 1880.	*Annali di ginecologia*, mai 1880.	Primipare.	Bassin rachitique.	Morte le quatrième jour. (Il y avait eu une hémorrhagie grave pendant l'opération.)	Mort avant l'opération.
47	VALTORTA, à Venise, février 1880	Cas signalé in *Annali di ostetricia*, février 1880.	?	?	Morte.	?
48	CHIARLEONI, à Milan, le 17 février 1880.	*Gazzetta medica di Torino*, avril 1880.	Un accouchement antérieur terminé par céphalotripsie.	Bassin rachitique.	Morte le quatrième jour.	Vivant.
49	MANGIAGALLI, à Milan, le 25 février 1880.	*Gazzetta degli Ospitali Milano*, avril 1880. p. 337.	Primipare.	Bassin rachitique : diamètre conjugué vrai : 4 c. 2 à 4 c. 5.	Guérie.	Vivant. — 3470 gr.
50	WASSEIGE, à Liège, le 18 mars 1880.	*Bull. de l'Ac. royale de méd. de Belgique*, 1880.	Une fausse couche à 3 mois 1/2; actuellement, opérée à 4 mois 1/2 de grossesse.	Tumeurs fibreuses multiples.	Morte le sixième jour.	Non viable.
51	CUZZI, à Modène, le 19 mars 1880.	Communication orale du Dr Pasquale Millano.	?	Bassin rachitique.	Morte le quatrième jour de péritonite.	Vivant.
52	TAYLOR, à New-York, le 5 avril 1880.	*Medical Record N. Y. Daily*, 3 juin 1880, p. 8.	Un accouchement antérieur terminé par céphalotripsie.	Bassin cyphotique : diamètre ischiatique : 4 c. 8. Diamètre coccy-pubien : 7 centimètres.	Phlegmatia alba dolens, le dix-septième jour, et mort par thrombose cardiaque le vingt-septième jour.	?
53	PERUZZI, à Lugo, le 5 avril 1880.	*Annali di ginecologia*, juin 1880.	Primipare.	Bassin rachitique : diamètre sacro-pubien : 4 cent.	Guérie.	Vivant.
54	C. BRAUN, à Vienne, le 24 mai 1880.	Communic. orale du Dr Pasquale Millano.	Primipare.	Bassin rachitique : diamètre sacro-pubien : 4 cent.	Guérie.	Vivant.
55	TARNIER, à Paris, le 13 juin 1880.	Observation inédite.	Primipare.	Bassin ostéomalacique.	Morte de péritonite.	Vivant.

N. B. — Les nos 39 et 40 doivent être annulés.

CHAPITRE III.

STATISTIQUE DE L'OPÉRATION DE PORRO.

Le nombre des opérations de Porro accomplies jusqu'à ce jour, qui sont arrivées à notre connaissance, est de 55. Le tableau d'ensemble dans lequel nous les avons réunies contient 18 faits de plus que celui de M. Pinard (loc. cit.), dont la publication remonte seulement à quelques mois ; et l'on voit, par ce simple fait, avec quelle rapidité se multiplient les opérations nouvelles.

Nous ferons remarquer qu'il figure sur notre tableau des faits sur lesquels nous n'avons pu nous procurer aucun détail autre que le résultat de l'opération pour la mère : ce sont en particulier les deux cas qui ont eu lieu à Moscou, et dont une simple communication orale a été faite à M. Pinard et à nous-même par le Dr Lowenstein au moment de son passage à Paris.

Nous allons passer rapidement en revue les 18 faits nouveaux qui se sont ajoutés à ceux qu'a signalés M. Pinard, dont on trouvera les observations résumées dans son remarquable travail.

Ils se répartissent ainsi : trois cas de Prévitali, à Bergame, sur lesquels nous n'avons d'autres données que la mort de la femme dans chaque opération ;

Trois cas de C. Braun (1). De ces trois cas, deux ont

(1) M. Pinard a indiqué dans une note deux des cas de Previtali, et il a annoncé deux faits nouveaux de M. Lucas-Championnière, que nous publions plus loin.

été publiés par Pawlick, comme l'indique la source bibliographique placée dans notre tableau. Le troisième ne nous est connu que par une communication orale. Ces faits portent à six le nombre des opérations de Porro faites par C. Braun, qui a obtenu quatre guérisons.

Un cas de Hausner, résumé ainsi dans les Annali di ginecologia (maggio 1880) :

« Femme primipare, âgée de 22 ans, rachitique ; rupture des membranes depuis quarante-huit heures. Procédé de Müller avec le constricteur de Maisonneuve et fil de cuivre ; le fil s'est cassé et a causé une grave hémorrhagie. La femme est morte après le troisième jour. L'enfant était mort avant l'opération. »

Un cas de Valtorta, sur lequel nous n'avons aucun renseignement, autre que l'issue fatale.

Un cas de Chiarleoni, sur lequel nous n'avons eu d'autres détails que ceux qui sont consignés dans notre tableau. La mort est survenue le quatrième jour.

Un cas de Mangiagalli, publié avec détails dans la Gazzetta degli ospitali, à Milan, et qui s'est terminé par la guérison.

Un cas de Wasseige, dont on trouvera la relation in extenso dans l'excellente thèse d'agrégation du Dr Lefour (1). Il s'agit d'une femme atteinte de corps fibreux multiples, chez laquelle le psofesseur de Liège fit l'amputation de Porro à 4 mois 1/2 de grossesse ; elle mourut le sixième jour.

Un cas de Cuzzi, qui nous a été communiqué verbalement par le Dr Pasquale Militano ; la mère a succombé, mais elle était atteinte d'une néphrite parenchymateuse.

(1) Lefour. Des fibromes utérins au point de vue de la grossesse et de l'accouchement. Paris, 1880.

Un cas de Taylor, que nous résumons en quelques lignes :

« Femme âgée de 29 ans, secondipare ; le premier accouchement a dû être terminé par la crâniotomie. Bassin cyphotique ; diamètre bi-ischiatique 48^{mm} ; diamètre coccypubien 70^{mm}. Méthode de Lister. Le travail n'était pas encore commencé. La femme alla bien jusqu'au dix-septième jour après l'opération ; alors, elle eut une phlegmatia alba dolens de la jambe droite ; au vingtième jour, la même maladie apparut à gauche. Le 3 mai, contre l'avis du médecin, elle s'est levée ; elle fut prise alors de thrombose cardiaque, et mourut en 3 heures 1/2, après des vomissements et une dyspnée considérable. »

Un cas de Peruzzi, à Lugo, dont nous traduisons ici quelques détails, pris dans le journal italien, les Annali di ginecologia :

« Femme rachitique. Diamètre sacro-pubien, 40^{mm}. Méthode de Lister. Constriction faite avec le serre-nœud de Cintrat. Utérus et ovaires extirpés avec le thermo-cautère de Paquelin ; drainage abdomino-génital. Femme guérie ; enfant vivant. »

Trois cas de M. Lucas-Championnière, dont nous rapportons les observations plus loin, terminés l'un par la guérison, les deux autres par la mort.

Enfin, un cas tout récent de M. Tarnier, à la Maternité. Cette dernière opération a été faite sur une femme ostéomalacique, et l'observation, qui présente un grand intérêt, doit être publiée par les soins de notre excellent ami, M. Labat, interne du service. La femme a succombé.

Sur ces 18 faits nouveaux, nous avons donc à enregistrer 13 morts et 5 guérisons ; onze fois on a extrait un enfant vivant ; une fois il était mort avant l'opération ; une autre fois non viable. Dans 5 cas son sort nous est resté inconnu.

En résumé, nous avons pu réunir 55 faits. Dans presque tous, ce furent des déformations considérables du bassin qui déterminèrent les opérateurs à faire la section césarienne suivant la méthode de Porro. Nous relevons le rachitisme 32 fois, l'ostéomalacie 7 fois. Dans 3 cas seulement, l'opération fut faite pour des tumeurs fibreuses de l'utérus, et nous devons noter que ce fut toujours avec insuccès.

Sur ces 55 femmes, 23 ont guéri, 32 sont mortes.

Parmi les causes de mort, nous avons trouvé la péritonite signalée 12 fois. A quoi est due la fréquence de cette complication? En recherchant dans les observations les particularités qui peuvent l'expliquer, nous avons trouvé que le plus souvent cette péritonite a été le fait d'incidents opératoires. Ainsi, dans deux cas, où le procédé de Müller fut employé, il y eut contusion et déchirure du péritoine à la suite des efforts tentés pour attirer l'utérus gravide hors de l'abdomen ; dans la première opération du professeur Tibone (27 mai 1878), où l'incision dut être agrandie de 6 centimètres, et où cependant les bords de la plaie furent fortement contusionnés au moment de la sortie de l'utérus; et dans la seconde opération de Chiara (22 mai 1878), où il y eut tiraillement des angles de la plaie, tractions fortes sur les annexes gauches, et où il y eut, de plus, glissement de l'anse du fil constricteur et décollement de la séreuse qui recouvrait le pédicule.

Dans le cas de G. Braun, la péritonite reconnut pour cause la trop grande tension du ligament large droit, la chaîne de l'écraseur ayant été placée trop bas.

Dans le cas de Litzmann, le pédicule avait été rentré dans la cavité abdominale.

Dans la 3e observation de Tihone (1er mars 1879), il était sorti pendant l'opération une masse d'intestins et on n'avait pu les réduire qu'à la suite de manœuvres prolongées.

La première opérée de C. Braun (5 septembre 1877) mourut de péritonite, à la suite d'une hémorrhagie secondaire qui se faisait par le pédicule, lésé par la chaîne de l'écraseur. Chez la malade Fehling, le pédicule fut déchiré quand on appliqua le serre-nœud de Cintrat, et on dut saisir son tronçon dans un clamp de Spencer Wells.

Tous ces cas de mort par péritonite trouvent donc leur explication dans les défectuosités d'un manuel opératoire encore mal réglé, comme cela arrive si souvent à l'origine d'une méthode chirurgicale nouvelle. Et nous voyons par là que la péritonite ne doit pas être considérée comme une complication aussi fréquente qu'elle semble l'être au premier abord ; puisque, dans les 9 cas que nous venons de rapporter, elle a tenu à des causes qu'on pourra éviter à l'avenir.

Outre la péritonite, nous devons signaler quelques autres causes de mort. Ainsi, dans la première observation de Chiara (16 décembre 1879), la malade mourut de choc, d'épuisement nerveux dû à l'enfoncement du pédicule avec rupture d'adhérences et issue d'une anse intestinale. La 2e opérée de Wasseige (3 août 1878) mourut des suites d'une hémorrhagie produite par la section involontaire de l'utérus avec la chaîne de l'écraseur pendant l'opération. La malade de Peyretti mourut de tétanos. La seconde opérée de M. Lucas-Championnière succomba à des troubles graves d'innervation vaso-motrice. Taylor rapporte la mort de son opérée à une thrombose cardiaque.

Ajoutons enfin que, pour être juste, il faudrait distraire de la statistique les cas où l'opération fut tentée dans des conditions telles que la mort était fatale. Tels sont : le cas d'Inzani, dont la malade avait un énorme ostéo-sarcome du bassin ; le premier cas de Previtali, où la femme fut amenée mourante à l'hôpital après cinq jours de travail et de nombreuses tentatives de delivrance ; le fait d'Hégar, qui opéra sur une femme éclamptique, chez laquelle l'autopsie révéla une néphrite insterstitielle avancée ; le deuxième fait de Spæth, dans lequel la femme, en travail depuis deux jours et une nuit, avait des accidents septicémiques dus à la mort du fœtus, et était atteinte d'une affection rénale ; le cas de Franzolini, qui opéra sur une femme mourante, ayant de l'œdème pulmonaire et de l'anasarque ; le premier cas de M. Tarnier, où la femme, avec une tumeur fibreuse considérable, était déjà en proie à des accidents septiques dus à la putréfaction du fœtus ; enfin le fait de Cuzzi, dont l'opérée avait une néphrite double.

Il y a donc lieu, comme on le voit, de tenir compte de beaucoup d'éléments divers dans la statistique de l'opération de Porro, et ce n'est pas à ses débuts qu'un grand procédé opératoire nouveau peut arriver à la perfection.

Quoi qu'il en soit, telle qu'elle est, cette statistique donne une mortalité de 58,18 pour cent.

Quant aux enfants, 38 furent extraits vivants ; 6 étaient morts avant l'opération ; un n'était pas viable ; et nous manquons de renseignements sur le sort des autres.

On a beaucoup discuté la question de la vitalité des enfants venus par l'opération césarienne, et les recherches et les statistiques de Churchill, West, Kayser, Constantin, Joulin semblent prouver que ces enfants vivent peu. Mais, à l'exemple de M. Guéniot (1) qui laisse volontairement de côté ce point de vue particulier, nous ne nous y arrêterons pas. Nous manquons d'ailleurs, en ce qui concerne l'opération de Porro, des éléments nécessaires pour résoudre cette question, n'ayant pas de données sur le sort ultérieur des enfants venus au monde dans ces conditions. Il nous est seulement permis d'incliner à penser que ces enfants auront d'autant plus de chances de vivre par la suite que les circonstances auront été plus favorables pour la mère, qu'elle n'aura point été épuisée par un long travail, qu'elle aura perdu moins de sang, etc., toutes conditions que semble devoir réaliser l'opération de Porro.

Tels sont les résultats bruts de la statistique de la section césarienne suivie d'amputation utéro-ovarique.

Nous aurions pu écarter les cas où l'opération a été faite dans les conditions si défavorables que nous avons signalées, et où la femme était fatalement vouée à la mort ; et il nous eût été facile de montrer que la moitié des malades environ survit à l'opération.

Mais, tels qu'ils sont, ces résultats, qui ont presque tous été obtenus dans des maternités de grandes villes, sont encore infiniment supérieurs à ceux de l'opération césarienne simple.

Nous avons déjà laissé entrevoir les avantages de la méthode de Porro au commencement de notre travail.

Dans la séance du 29 juillet, à l'Académie de médecine, où M. Tarnier présenta la malade qui fait l'objet de notre deuxième observation, notre maître a fait admirablement ressortir les deux grands faits auxquels la méthode du

(1) Guéniot. Parallèle entre la céphalotripsie et l'opération césarienne. Thèse de concours d'agrégation. Paris, 1866.

professeur italien doit ses beaux succès : ce sont d'abord l'amputation utéro-ovarique elle-même, et d'autre part la méthode antiseptique.

L'ablation de l'utérus et des ovaires met à l'abri de l'hémorrhagie, si redoutable dans la section césarienne, et à laquelle tant de femmes ont succombé dans le cours même de l'opération. Elle diminue les chances de la péritonite, car elle supprime l'organe blessé que laisse dans l'abdomen la section césarienne : l'utérus, qui, s'il n'est pas suturé, peut verser dans la cavité péritonéale du sang et des lochies ; qui, s'il a ete suturé, n'en reste pas moins exposé à la suite du grand traumatisme qu'il a subi, à des inflammations qui peuvent gagner le péritoine.

La méthode antiseptique réclame aussi une grande part dans les succès obtenus par les opérateurs. Son efficacité, sa nécessité devrions-nous dire, n'est plus à démontrer aujourd'hui. Qu'il nous suffise de rappeler le fait suivant que M. Tarnier a rapporté dans sa communication à l'Académie. «A la Maternité, où ont si souvent sévi des épidémies puerpérales, huit grandes opérations ont été faites depuis quslques années, avec toutes les précautions de la méthode de Lister. Sur ces huit opérations, dont cinq ovariotomies, deux laparotomies pour grossesse extra-utérine, enfin une opération de Porro, sept ont été couronnées de succès. La seule qui n'ait pas réussi est une gastrotomie pour grossesse extra-utérine, faite dans des conditions désastreuses, la femme étant déjà en proie à la septicémie produite par la décomposition du fœtus qui s'était entièrement putréfié. »

Ainsi, la méthode antiseptique permet d'accomplir avec scucès de grandes opérations dans des milieux même peu favorables, tels qu'une maternité où existent tant de causes d'infection. Elle est inséparable de l'opération de Porro, comme de toutes les autres grandes opérations.

A côté de l'opération de Porro, et en regard de l'opération césarienne, il en est une autre que nous ne voulons faire que signaler : la gastro-élytrotomie. Cette opération, due à Ritgen et à Baudelocque, paraissait abandonnée, lorsqu'elle vient d'être refaite en Amérique, par des accoucheurs autorisés, Gaillard Thomas et Skene, auxquels elle a donné quelques succès.

Cette opération consiste à extraire le fœtus par une ouverture faite au vagin ; on incise la paroi abdominale parallèlement à l'arcade crurale ; on décolle le péritoine, puis le vagin est incisé sur sa partie latérale et supérieure, et l'on extrait le fœtus par le col dilaté et l'ouverture ainsi créée.

La gastro-élytrotomie (1) a été pratiquée encore trop peu de fois pour que nous puissions la comparer à la méthode de Porro. Si elle semble, peut-être un peu théoriquement, présenter de grands avantages dans l'intégrité de la cavité péritonéale, elle offre cependant de graves dangers dans la section des vaisseaux volumineux du vagin, dans l'extraction du fœtus, qui ne peut se faire sans contondre ou déchirer les bords de l'ouverture vaginale, etc.; enfin, elle a contre elle un manuel opératoire difficile.

Nous ne savons ce que cette opération deviendra dans l'avenir, mais nous ne voulons constater ici qu'une seule chose : c'est qu'elle est peu abordée par les chirurgiens, tandis que les opérations de Porro se multiplient tous les jours. C'est là un fait dont il faut tenir grand compte, et cette préférence des opérateurs suffit pour affirmer les avantages de l'amputation utéro-ovarique.

(1) Masson. Th. Paris, 1875.

CHAPITRE IV.

DES RÉSULTATS COMPARÉS DE L'OPÉRATION DE PORRO, DE L'ACCOUCHEMENT PRÉMATURÉ ARTIFICIEL, ET DE L'EMBRYOTOMIE.

Nous avons exposé, dans les chapitres précédents, le manuel opératoire et les résultats de l'opération de Porro. Il nous reste maintenant à l'envisager au point de vue de ses indications, et c'est là, nous n'hésitons pas à le dire, le point le plus délicat de notre travail.

Décider, en effet, des cas dans lesquels on devra intervenir pour enlever à une femme l'utérus et les ovaires et lui interdire la maternité, est une question qu'on ne pourrait résoudre qu'à l'aide d'une foule d'éléments de certitude qui, nous le verrons, nous font malheureusement défaut.

Devrons-nous nous reporter aux indications de l'opération césarienne, à ces indications si discutées qui ont donné lieu à de vives polémiques entre les accoucheurs, et où sont entrées en jeu tant de considérations sociales et religieuses? Devrons-nous rechercher le degré de rétrécissement du bassin auquel on devra pratiquer l'opération césarienne, et discuter la valeur de la céphalotripsie répétée sans tractions de M. le professeur Pajot? Nous ne le pensons pas. Nous croyons devoir rester sur un terrain purement chirurgical; l'opération de Porro nous semble en dehors des contestations auxquelles a pu donner lieu la section césarienne, dans laquelle on ne sait jamais exactement ce que l'on fait. Elle nous semble avoir des avantages assez évidents, des résultats assez remarquables pour devenir une opération de choix et non pas de nécessité. Nous croyons enfin qu'on pourra l'entreprendre sans être taxé de témérité, dans les cas où l'opération césarienne simple serait rejetée presque sans examen.

Ces considérations nous ont conduit à rechercher les indications de l'opération de Porro, en la comparant aux autres méthodes obstétricales employées dans les rétrécissements du bassin. D'après les conseils de notre maître, M. Tarnier, nous avons essayé de déterminer les résultats de l'accouchement prématuré artificiel d'une part, de l'embryotomie d'autre part.

Supposons en effet une femme enceinte, ayant un bassin vicié, d'un rétrécissement quelconque, mais au-dessous de 7 centimètres de diamètre antéro-postérieur. Cette femme peut se présenter à l'accoucheur au début de sa grossesse, et alors la question se pose ainsi pour lui : Devra-t-il provoquer artificiellement le travail, ou attendra-t-il le terme de la grossesse? Ou bien elle se présente à la fin de la parturition, et alors l'accoucheur se trouve en présence de l'embryotomie ou de l'opération de Porro.

Ce sont ces différents points de vue que nous allons essayer d'envisager, sans nous dissimuler les difficultés de ce problème, que nous ne proposons pas tant de résoudre que d'indiquer.

Nous présentons ici un tableau des accouchements prématurés provoqués que nous avons pu relever tant à la Maternité qu'à l'hôpital des Cliniques. Nous avons pris, comme limite supérieure du rétrécissement pelvien dans son diamètre antéro-postérieur, 7 centimètres. Ce n'est pas que nous pensions qu'à cette limite, on doive discuter la possibilité de l'opération de Porro. Nous avons simplement voulu avoir un plus grand nombre de cas pour essayer un jugement sur l'accouchement prématuré.

Nous avons tenu à publier ce tableau, bien que nous ne nous dissimulions nullement toutes ses imperfections. Mais nous pensons que les quelques réflexions qu'il nous a suggérées prouveront tout au moins combien il serait hasardeux de porter, d'après de tels documents, un jugement définitif sur la valeur de cette méthode obstétricale.

Il nous suffira de prendre quelques exemples. Nous voyons dans ce tableau que l'on dut, sur un enfant, présentant le sommet, à huit mois et demi, pratiquer la crâniotomie et la céphalotripsie. La mère guérit. Sur cinq enfants, à huit mois, quatre fois le sommet se présentait; on dut appliquer le forceps deux fois; les enfants vinrent au monde vivants, et les deux mères guérirent; deux fois il en fut de même sans qu'on intervînt. Le cinquième enfant venu à huit mois se présentait par le siège; on fit la version céphalique, et on dut terminer par la céphalotripsie. Dans tous les cas, le bassin avait 7 centimètres de diamètre sacro-pubien.

Or, pourquoi ces différences? Pourquoi ce dernier enfant, présentant le sommet après la version, dut-on faire la céphalotripsie tandis que, dans les cas précédents, l'accouchement prématuré s'est fait sans que l'on ait eu à intervenir, ou après une simple application de forceps?

Nous pensons que, dans l'état actuel de la science, il est impossible de donner à cette question une solution précise; mais peut-être cependant pouvons-nous indiquer les causes de ces résultats si dissemblables, qu'il serait facile de multiplier à l'infini.

La question de l'accouchement prématuré provoqué doit

CAS DE RÉTRÉCISSEMENTS DU BASSIN TERMINÉS PAR L'ACCOUCHEMENT PRÉMATURÉ PROVOQUÉ

Nos D'ORDRE	SOURCES	DATE DE L'ACCOUCHEMENT	DEGRÉ DE Rétrécissement.	PRÉSENTATION.	TERMINAISON.	ÉPOQUE DE LA GROSSESSE.	POIDS	PRINCIPAUX DIAMÈTRES DE LA TÊTE.				ÉTAT DE L'ENFANT.		ETAT de la MÈRE.
								O F	O M	B P	S B	NAISSANCE.	SORTIE de L'HÔPITAL.	
1	Clinique........	20 mai 1855.	70	Sommet.	Forceps.	8 mois.	2500	11 »	12 1/2	9 1/2	9 1/2	Vivant.	Vivant.	Guérison.
2	—	31 janvier 1867.	70	Sommet.	Forceps.	8 mois.	2050	10 1/2	11 1/2	7 1/2	8 »	Vivant.	Vivant.	Guérison.
3	—	2 septembre 1856.	70	Siège.	Version céphalique.	7 mois 1/2.	1500	8 1/2	8 1/2	7 1/2	7 »	Mort.	Mort.	Guérison.
4	—	12 juillet 1861.	70	Siège.	Céphalotripsie.	8 mois.	2050	—	—	—	—	Mort.	Mort.	Guérison.
5	—	5 février 1869.	70	Sommet.	Crân. céphalot.	8 mois 1/2.	2500	—	—	—	—	Mort.	Mort.	Guérison.
6	—	19 février 1870.	70	Sommet.	Crân. céphalot.	7 mois 3/4.	2080	—	—	—	—	Mort.	Mort.	Mort.
7	—	4 novembre 1875.	70	Sommet.	Crân. céphalot.	7 mois 1/2.	2220	—	—	—	—	Mort.	Mort.	Mort.
8	Maternité........	—	70	Siège.	—	7 mois.	2200	—	—	—	—	Vivant.	Mort.	Guérison.
9	—	—	70	Siège.	—	7 mois 1/2.	1730	—	—	—	—	Mort.	Mort.	Guérison.
10	—	—	70	Sommet.	—	8 mois.	2700	10 1/2	12 »	7 1/2	8 »	Vivant.	Mort.	Mort.
11	—	—	70	Siège.	—	7 mois 1/2.	1790	—	—	—	—	Vivant.	Mort.	Guérison.
12	—	—	70	Sommet.	—	8 mois.	2550	10 1/2	12 »	7 1/2	8 »	Vivant.	Vivant.	Guérison
13	Clinique........	8 janvier 1858.	65	Siège.	Spontanée.	8 mois 1/2.	?	—	—	—	—	Mort.	Mort.	Guérison.
14	—	18 novembre 1859.	65	Sommet.	Spontanée.	?	1200	—	—	—	—	Vivant.	Mort.	Guérison
15	—	12 décembre 1862.	65	Siège.	Spontanée.	7 mois 1/2.	1550	10 »	11 »	8 1/2	8 1/2	Vivant.	Mort.	Guérison.
16	—	16 février 1868.	65	Sommet.	Forceps.	7 mois 1/2.	1800	10 1/2	12 1/2	8 1/2	9 »	Vivant.	Vivant.	Guérison.
17	—	23 juin 1863.	65	Sommet.	Forc. céphal.	8 mois.	1500	—	—	—	—	Mort.	Mort.	Mort.
18	—	4 décembre 1864.	65	Sommet.	Forc. céphal.	8 mois 1/2.	2130	—	—	—	—	Mort.	Mort.	Mort.
19	—	17 avril 1865.	65	Sommet.	Céphalot.	8 mois.	1650	—	—	—	—	Mort.	Mort.	Guérison.
20	—	18 janvier 1860.	65	Sommet.	Version.	?	1200	10 »	11 »	8 1/2	9 »	Mort.	Mort.	Guérison.
21	—	19 juin 1869.	65	Sommet.	Crân. céphal.	7 mois 1/2.	1830	—	—	—	—	Mort.	Mort.	Guérison.
22	—	12 janvier 1876.	65	Sommet.	Spontanée.	7 mois 1/2.	1880	—	—	—	—	Vivant.	Mort.	Guérison.
23	—	23 juillet 1872.	65	Sommet.	Forceps.	7 mois 1/2.	2060	10 »	12 »	9 »	9 »	Vivant.	Mort.	Guérison.
24	—	23 novembre 1872.	65	Sommet.	Forceps.	7 mois 1/2.	2350	11 »	12 1/2	9 »	9 »	Vivant.	Mort.	Mort.
25	Maternité........	—	65	Épaule.	—	7 mois 1/2.	1800	—	—	—	—	Mort.	Mort.	Guérison.
26	—	—	65	Sommet.	—	7 mois.	1300	—	—	—	—	Mort.	Mort.	Guérison.
27	Clinique........	Janvier 1859.	60	?	?	?	?	—	—	—	—	Mort.	Mort.	Mort.
28	—	21 octobre 1867.	55	Sommet.	Forceps.	7 mois 1/2.	1640	10 »	10 1/2	7 1/2	8 »	Mort.	Mort.	Guérison.
29	—	31 juillet 1859.	55	Siège.	Version céph.	?	1800	—	—	—	—	Mort.	Mort.	Mort.
30	—	13 novembre 1867.	55	Sommet.	Céphalotripsie.	7 mois 1/2.	?	—	—	—	—	Mort.	Mort.	Mort.
31	Maternité........	—	55	?	—	7 mois.	1800	—	—	—	—	Mort.	Mort.	Mort.
32	—	—	55	Sommet.	—	7 mois.	1530	—	—	—	—	Vivant.	Mort.	Guérison.
33	—	—	55	Siège.	—	7 mois.	?	8 1/2	10 »	6 1/2	7 »	Mort.	Mort.	Mort.
34	Clinique........	20 septembre 1866.	53	Sommet.	Forceps.	7 mois 1/2.	1800	11 »	13 »	8 »	8	Mort.	Mort.	Guérison.

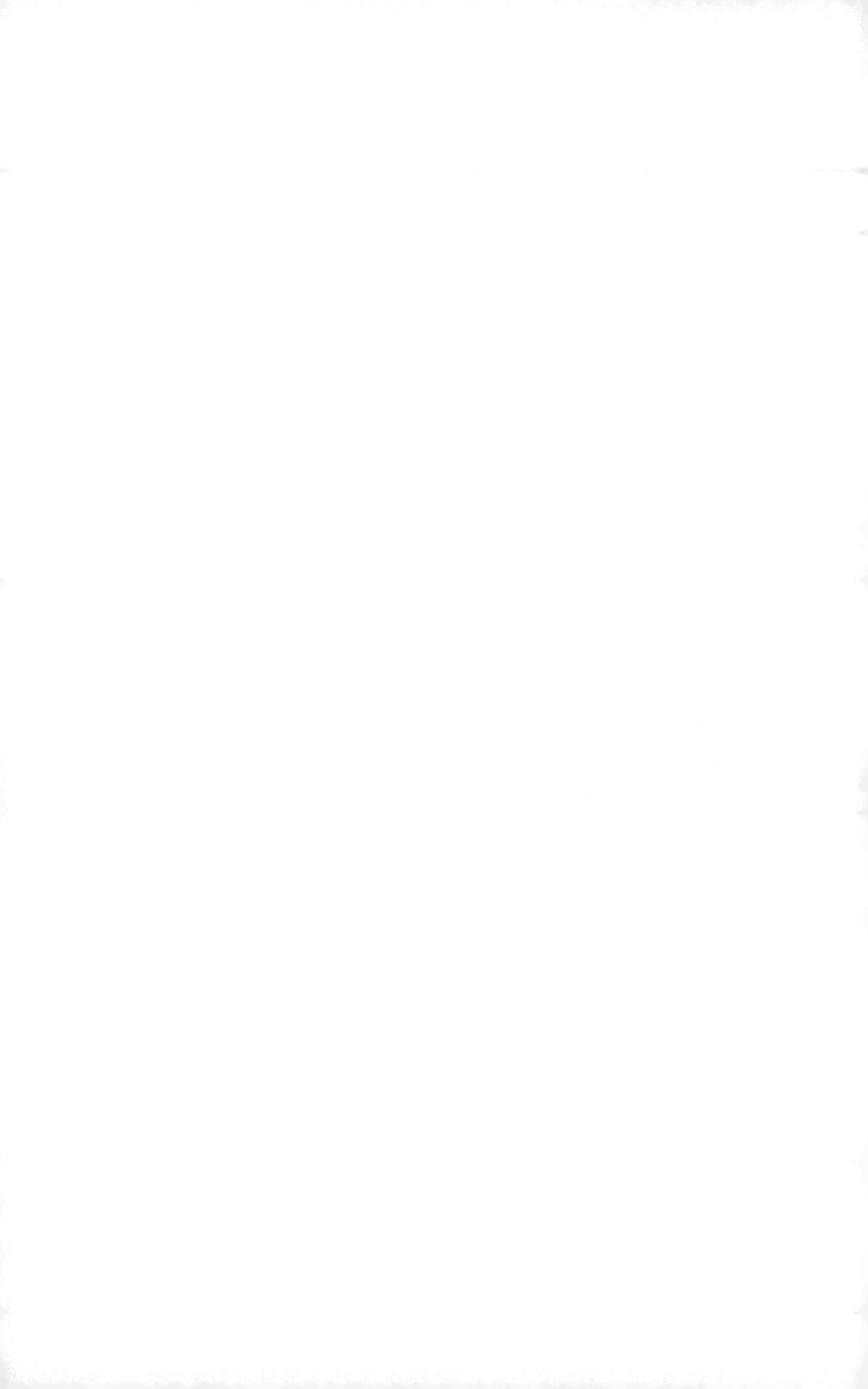

être prise de plus haut. En provoquant l'accouchement, l'accoucheur prend surtout parti pour la mère, et s'il retarde le plus possible l'époque de l'opération, il ne doit pas oublier cette considération. Mais que fait-il, sinon rétablir la proportion entre le mobile, la force et la résistance? Or, un bassin vicié étant donné, à quelle époque de la grossesse, la tête étant supposée bien conformée, cette proportion pourra-t-elle être rétablie exactement? Pour résoudre ce problème, quels sont nos éléments de recherche? Nous ne connaissons bien que le diamètre bipariétal, étudié avec soin par Stoltz. Mais cette donnée est loin d'être suffisante; il nous faudrait deux autres renseignements bien autrement importants : 1° l'aire utile du bassin; 2° le diamètre bitemporal, ou ce que nous pourrions appeler le diamètre utile de la tête fœtale. L'aire utile du bassin? Nous ne la connaissons pas; actuellement nous ne pouvons apprécier que le diamètre sacro-pubien, qui ne nous fournit aucune indication sur ce point. Le diamètre utile de la tête? Mais nous ignorons la valeur du diamètre bitemporal aux différentes époques de la grossesse, et nous ne savons pas quel est son degré de réductibilité.

Ces quelques considérations suffisent pour démontrer que, pour juger l'accouchement prématuré, il faudrait dissocier ces deux termes : à savoir, d'une part la conduite tenue par l'accoucheur dans le but de le provoquer, et d'autre part la conduite tenue pendant l'accouchement lui-même.

La conduite tenue dans la provocation de l'accouchement nous amène à la question des différents modes opératoires sur lesquels nous ne voulons pas insister. Qu'il nous suffise de signaler l'emploi de l'éponge préparée, des tiges de laminaria, de la sonde, des douches, et surtout le ballon dilatateur imaginé par M. Tarnier. Nous n'avons point à entrer ici dans l'appréciation de ces divers procédés, tous aujourd'hui bien connus.

Quant à la conduite tenue pendant l'accouchement, c'est d'elle que dépendra l'issue pour l'enfant et parfois aussi pour la mère. Nous n'ignorons pas qu'on a essayé de poser des règles à ce sujet : les tables de Scanzoni entre autres établissent d'une part le degré de rétrécissement du bassin, d'autre part le moment correspondant de la grossesse où on devra provoquer l'accouchement. Mais avons-nous besoin de répéter que cette conduite manque de bases et ne repose que sur une vue théorique? Nous avons dit plus haut toute notre pensée à ce sujet.

On ne saurait donc, on le voit, à l'aide de faits semblables à ceux que nous avons recueillis dans notre tableau, porter un jugement sur l'opération de l'accouchement provoqué, et il est bien difficile d'opposer le sort d'un enfant venant au mode dans ces conditions à celui d'un enfant né à la suite d'une opération de Porro ; le sort même de la mère n'est pas plus comparable dans ces deux cas.

Quoiqu'il en soit, si nous avons tenu à montrer toute la difficulté du problème à résoudre et toute l'insuffisauce d'une statistique quand elle repose sur des données aussi incertaines, nous allons examiner les résultats que nous fournissent les faits enregistrés dans notre tableau. Disons d'avance que nous n'avons eu à tirer de nos recherches que de bien tristes conclusions.

Sur 34 cas d'accouchements prématurés provoqués dans des bassins de 7 centimètres et au-dessous, la mère a succombé 11 fois, ce qui donne une mortalité de près d'un tiers des femmes; 6 fois, la mort est survenue après une crâniotomie et une céphalotripsie ; une fois après une application de forceps, et dans 4 cas la cause de la mort n'est pas indiquée.

Quant aux enfants, 12 seulement ont été extraits vivants:

4 à 8 mois de grossesse; le bassin avait un diamètre, sacro-pubien de 7 centimètres ; 3 ont survécu.

6 à 7 mois 1/2 de grossesse ; un seul a survécu, et, dans ce cas, le bassin avait 6 centimètres 5 de diamètre antéro-postérieur.

2 à 7 mois ; pas un n'a survécu.

1 à une époque ignorée; il a succombé également.

En résumé, sur 34 accouchements prématurés artificiels 12 enfants seulement ont été amenés vivants, et sur ces 12, il n'en est que 4 qui sont sortis vivants de l'hôpital Mais nous ne devons pas oublier que cette statistique si peu encourageante a été prise à la Clinique et à la Maternité, c'est-à-dire sur un terrain peu favorable aux nouveau-nés, surtout quand ils sont venus avant terme et que leur état réclame une surveillance et des soins incessants qu'une mère seule pourrait leur donner.

Quelles conclusions tirer de là? Est-il possible de comparer les résultats de l'accouchement provoqué dans des bassins de moins de 7 centimètres et le sort des enfants nés ainsi aux résultats fournis par l'opération de Porro pour les mères et les enfants? Nous ne le croyons pas, et nous nous bornons à enregistrer les faits sans établir de comparaison entre eux. Ajoutons, que malgré l'insuffisance de nos connaissances sur les conditions de l'accouchement provoqué, cette méthode ne saurait plus avoir aucune utilité, quand le bassin est extrêmement rétréci, car alors ce n'est plus l'accouchement, c'est l'avortement qu'il faudrait provoquer.

Nous avons maintenant à comparer les résultats de l'opération de Porro à ceux de l'embryotomie. Mais, sous ce terme genérique d'embryotomie, plusieurs méthodes sont à considérer : la crâniotomie, l'embryotomie proprement dite et la céphalotripsie.

Nous occuperons-nous des cas où la crâniotomie seule suffit, suivie par exemple d'une application de forceps? Evidemment non, car cette opération ne reconnaît d'indication qu'au-dessus de sept centimètres de diamètre conjugué.

L'embryotomie proprement dite, telle qu'on la pratique par exemple dans les présentations du tronc peut présenter deux cas bien différents :

Ou bien il s'agit d'une présentation de l'épaule chez uue femme bien conformée, mais chez laquelle des conditions malheureusement trop fréquentes rendent la version impossible : tentatives infructueuses et répétées de délivrance, rétraction considérable de l'utérus qui ne contient plus de liquide amniotique, administration intempestive d'ergot de seigle, etc. C'est là une situation pleine de périls pour la femme qui va avoir à subir une opération dont les suites sont souvent funestes. Il suffit du reste de considérer le nombre des embryotomes qui ont été inventés et qui s'accroît chaque jour, pour se rendre compte des difficultés qui ont rendu de tout temps cette opération une des plus graves en obstétrique. En pareil cas nous n'avons pas à faire entrer en ligne de comparaison l'opération de Porro qui n'a jamais été proposée dans ces conditions, qui lui seraient d'ailleurs peut-être peu favorables.

Ou bien nous nous trouvons encore en présence d'une présentation de l'épaule, mais cette fois le bassin est vicié, il mesure moins ds sept centimètres dans son diamètre antéro-postérieur... ; ici encore deux alternatives sont possibles, la femme est au début du travail, ou elle est au contraire épuisée par de longues douleurs. Est-elle au début du travail, à terme, bien entendu, la conduite la plus rationnelle sera de faire la version par manœuvres externes et une fois la tête ramenée au détroit superieur, de pratiquer la céphalotripsie. Nous assimilons donc ce cas à ceux que nous aurons à examiner plus loin. Est-elle en travail depuis longtemps, épuisée, que fera-t-on ? L'embryotomie, évidemment ; mais nous arrivons ici à une opération si grave, si insuffisamment réglée avec les instruments que nous possédons actuellement, que nous n'avons pas le moindre terme de comparaison possible avec l'opération de Porro.

Il nous reste donc la céphalotripsie et c'est elle surtout que nous avons à envisager. On peut être appelé à la pratiquer dans tous les cas où il y a disproportion entre le volume du fœtus et la capacité du bassin, soit que la disproportion tienne au volume trop considérable du fœtus qui présente un vice de conformation quelconque, soit qu'elle tienne au bassin qui est rétréci. C'est seulement dans cette dernière hypothèse que nous avons à nous placer pour établir une comparaison avec la méthode de Porro.

Nous avons fait le relevé de six ou sept cas de céphalotripsie, nous les avons en partie extraits des statistiques données par Lauth (1) et par Stanesco (2) et en partie recherché nous-même, dans les registres de la Maternité et de l'hôpital des Cliniques.

(1) De l'embryothlasie et en particulier de la céphalotripsie. Thèse Strasbourg, 1863.

(2) Recherches cliniques sur les rétrécissements du bassin. Thèse Paris, 1869.

Nous n'ignorons pas combien ces statistiques peuvent prêter à la critique. Que de cas dissemblables, en effet, suivant les conditions où se trouvait la femme au moment de l'opération, suivant l'opérateur lui-même, et le procédé employé! Que de faits différents sur lesquels nous n'avons aucune appréciation possible !

Mais ce n'est pas tout. Nous avons essayé, à propos de l'accouchement prématuré, de montrer l'insuffisance d'une statistique qui repose sur l'emploi d'une méthode où il y a tant d'inconnues; de même ici nous allons retrouver des inconnues qui enlèvent à la statistique une grande partie de sa valeur.

Les indications de la céphalotripsie commencent au moment où le diamètre le plus rétréci du bassin devient égal ou inférieur au diamètre bimastoïdien du fœtus. Or, sur les deux termes les plus importants de la question nous n'avons que des données insuffisantes. D'une part nous ne pouvons apprécier exactement le volume de la tête du fœtus. D'autre part, le bassin a une aire que nous n'apprécions pas, et il peut exister des cas, où le diamètre le plus rétréci du bassin laissant passer le diamètre bimastoïdien, l'aire sera conformée de telle sorte que le diamètre occipito-frontal ne pourra passer.

Et ce n'est pas seulement l'aire utile au détroit supérieur que nous ignorons, c'est la conformation du canal pelvien lui-même, qui est vicié, et que doit suivre la tête broyée du fœtus. Deux bassins qui présentent un égal degré de rétrécissement antéro-postérieur peuvent offrir des différences très grandes au point de vue qui nous occupe; dans l'un la céphalotripsie sera facile, dans l'autre elle offrira les plus extrêmes difficultés. Accusera-t-on alors le céphalotribe ? Mais il faudrait autant de céphalotribes que de bassins vi-

CAS DE RÉTRÉCISSEMENTS DU BASSIN TERMINÉS PAR LA CÉPHALOTRIPSIE

Nos D'ORDRE	SOURCES	DATE DE L'ACCOUCHEMENT	DEGRÉ Du rétrécissement	ÉPOQUE PRÉSUMÉE de la GROSSESSE.	POIDS DE L'ENFANT moins la SUBSTANCE CÉRÉBRALE.	ÉTAT DE LA MÈRE.
1	Clinique.	6 juin 1855.	65	à terme	2120	Guérison.
2	—	20 juillet 1855	65	à terme	?	Guérison.
3	—	16 novembre 1857.	65	à terme	?	Guérison.
4	—	16 novembre 1858.	65	à terme	2870	Guérison.
5	—	8 janvier 1859.	65	à terme	2700	Guérison.
6	—	30 octobre 1864.	65	à terme	3000	Guérison.
7	—	16 novembre 1857.	65	à terme	?	Guérison.
8	—	12 novembre 1860.	65	à terme	4500	Mort.
9	—	28 octobre 1860.	65	8 m. 1/2	2400	Guérison.
10	—	21 mars 1861.	65	à terme	3650	Guérison.
11	—	9 août 1855.	65	à terme	2220	Mort.
12	— . .	11 juin 1862.	65	?	2900	Mort.
13	—	26 mars 1864.	65	?	2170	Mort.
14	—	15 janvier 1864.	65	à terme	?	Mort.
15	—	18 août 1866.	65	?	2400	Guérison.
16	—	12 décembre 1867.	65	à terme	2940	Mort.
17	—	3 août 1868.	65	?	2320	Mort.
18	Thèse de Lauth	23 septembre 1857.	65	à terme	?	Guérison.
19	Maternité. . . .	5 janvier 1850.	65	à terme	2700	Mort.
20	—	20 avril 1851	65	à terme	2100	Mort
21	—	27 septembre 1851	65	à terme	3750	Guérison.
22	—	24 décembre 1856.	65	à terme	3000	Guérison.
23	—	16 mars 1856.	65	8 m. 1/2	2650	Guérison.
24	—	13 janvier 1858.	65	8 m. 1/2	2600	Guérison.
25	—	16 février 1860	65	à terme	2950	Guérison.
26	—	22 juillet 1867.	65	à terme	2900	Mort.
27	—	24 mars 1873.	65	à terme	3000	Mort.
28	—	29 août 1871.	65	8 m. 1/2	1880	Guérison.
29	—	28 décembre 1871.	65	à terme	2480	Guérison.
30	Clinique	29 avril 1873.	65	à terme	2980	Mort.
31	—	25 juin 1873.	65	à terme	?	Guérison.
32	—	10 mars 1874.	65	à terme	2460	Mort.
33	—	29 novembre 1875.	63	à terme	3180	Guérison.
34	—	3 août 1863.	62	à terme	3070	Guérison.
35	Thèse de Lauth	4 mars 1843.	61	à terme	3200	Guérison.
36	—	4 mars 1858.	61	?	?	Mort
37	Clinique.	1er avril 1857.	60	?	?	Mort.
38	—	1er septembre 1857.	60	à terme	2000	Mort.
39	—	25 mai 1862.	60	à terme	2100	Guérison.
40	—	13 octobre 1860.	60	à terme	?	Mort.
41	—	16 novembre 1870.	60	à terme	1950	Guérison.
42	—	31 décembre 1875.	60	à terme	2310	Guérison.
43	Thèse de Lauth	5 avril 1858.	60	à terme	2850	Mort.
44	—	16 août 1859.	60	à terme	?	Mort.
45	—	20 septembre 1856.	60	à terme	2560	Mort.
46	—	1858.	60	à terme	?	Guérison.
47	—	1858.	60	à terme	?	Guérison.
48	—	1859.	50	à terme	Petit	Guérison.
49	—	24 mai 1862.	60	à terme	?	Guérison.
50	—	30 août 1860.	60	à terme	2400	Mort.
51	Maternité.	10 juin 1852.	60	à terme	3460	Guérison.
52	—	22 novembre 1853.	60	à terme	?	Guérison.
53	—	21 février 1857.	60	à terme	3400	Mort.
54	—	20 décembre 1859.	60	à terme	3450	Mort.
55	—	11 octobre 1858.	60	8 m. 1/2	2950	Guérison.
56	—	30 décembre 1871.	60	8 m. 1/2	2780	Mort.
57	Thèse de Lauth	1858.	50	?	?	Guérison.
58	—	1847.	57	?	?	Mort.
59	—	27 septembre 1857.	55	à terme	Moyen	Mort.
60	Clinique.	15 mars 1873.	55	à terme	2350	Guérison.
61	—	mars 1860.	55	?	3250	Guérison.
62	—	22 mai 1860.	55	à terme	2400	Guérison.
63	Thèse de Lauth	18 novembre 1849.	54	à terme	?	Guérison.
64	—	12 mars 1860.	50	à terme	?	Guérison.
65	—	22 décembre 1860.	50	6 m. 1/2	?	Guérison.
66	Maternité. . . .	18 août 1859.	50	à terme	2000	Mort.
67	Thèse de Lauth	23 mai 1863.	36	à terme	?	Mort.

ciés. Il faudrait donner à chacun une courbure en rapport avec la conformation de la filière pelvienne.

Qu'on nous permette ici de prendre un exemple. Lorsqu'on applique le forceps de Levret sur une tête engagée dans l'excavation par exemple, on ignore toujours la direction exacte dans laquelle on doit tirer, et quelle que soit la manœuvre qu'on emploie, on ne suit jamais qu'à peu près l'axe du bassin. Avec le forceps de M. Tarnier, au contraire, on n'a pas à se préoccuper de cette inconnue : ce qui donne surtout à cet instrument une supériorité si incontestable, c'est le fait même qu'il est guidé par la tête à travers le canal pelvigénital, et non par les mains de l'opérateur qui n'ont qu'à suivre, avec les tiges de traction, la direction que leur indiquent les branches de préhension.

Pour que la céphalotripsie pût donner des résultats toujours identiques, toujours comparables, il nous faudrait donc connaître des données qui nous manquent : le volume exact de la tête fœtale, et la conformation exacte du canal qu'elle doit parcourir.

Ces réflexions une fois faites, et après avoir signalé les défectuosités inhérentes à toute statistique de céphalotripsie, nous allons exposer les résultats auxquels nous avons été conduit par nos recherches.

Dans les 67 cas dont nous publions le tableau, nous n'avons tenu compte que des rétrécissements du bassin qui mesurent au plus 6 c. 5 de diamètre sacro-pubien.

Sur ces 67 cas, nous trouvons 39 guérisons et 28 morts, c'est-à-dire une mortalité de 41,79 pour cent.

Cette mortalité augmente à mesure que le degré du rétrécissement est plus considérable, et c'est là un fait trop connu pour que nous y insistions ; ainsi, dans nos tableaux, il y a 31 cas où le bassin mesure 6 c. de diamètre antéro-posterieur et moins; dans ces 31 cas, il y a 17 guérisons et 14 morts, et la mortalité devient 45,16 p. 100.

Cependant, tout en devenant plus fréquente dans les cas où le bassin est plus étroit, la mort n'arrive pas encore à frapper la moitié des femmes, et il y a là un léger avantage en faveur de la céphalotripsie sur l'opération de Porro.

A côté de la céphalotripsie, nous ne pouvons passer sous silence les statistiques publiées dans ces dernières années par les accoucheurs belges. Ces statistiques sont bien faites pour nous frapper d'étonnement, car on n'y relève qu'une mortalité presque infime chez des femmes ayant subi l'embryotomie, avec un degré de rétrécissement considérable du bassin. Seulement cette embryotomie ou plutôt cette crâniotomie est faite avec le forceps-scie de Van Huevel ou avec le transforateur d'Hubert de Louvain.

Nous avons relévé dans les tableaux publiés par M. Hyernaux (1) 96 cas de rétrécissement du bassin de 7 c. et au-dessous, et nous sommes arrivé au chiffre presque fabuleux de 86 guérisons pour 10 morts, ce qui donne une mortalité de 10,41 p. 100.

Il est vrai que cette mortalité s'elève quand on fait une distinction entre les bassins de 7 c. à c 6 et ceux qui ont 6 c. et moins.

Entre 7 c. et 6 c., sur 56 cas, le forceps scie n'a donné que 4 insuccès seulement; la mortalité est donc de 7,14 p. 100.

A partir de 6 c. et au-dessous, sur 40 cas, il y a eu 6 morts, ce qui double le chiffre de la mortalité, et le met à 15 pour cent. Cependant, ce chiffre, reste, on le voit, bien

(1) Congrès périodique international des sciences médicales, 4e session. Bruxelles, 1875, p. 379 et suivantes.

au dessous de celui que donne la céphalotripsie dans les mêmes conditions.

Quant aux résultats que nous avons extraits des tableaux de M. Eugène Hubert de Louvain (1) sur les crâniotomies pratiquées avec le transforateur, ils sont plus extraordinaires encore : sur 18 cas de rétrécissements entre 7 c. et 5 c. 4, la mort n'est survenue que deux fois à la suite de la transforation, ce qui donne une mortalité de 11,11 0/0.

Il ne nous appartient pas de tirer des conséquences de ces statistiques fournies par les opérateurs belges à l'appui de leur méthode, car le forceps-scie et le transforateur sont loin d'être employés aussi fréquemment en France et dans les autres pays qu'ils le sont en Belgique, et nous ne faisons que signaler ces remarquables résultats en insistant surtout sur ceux du transforateur.

Nous croyons que ces succès ne se sont pas généralisés encore entre les mains d'un assez grand nombre d'accoucheurs pour que nous puissions les opposer en toute connaissance de cause à ceux de la céphalotripsie.

C'est donc à cette dernière, dont l'usage est presque universellement adopté, que nous avons dû comparer l'opération de Porro.

Il faut bien avouer que le léger avantage que paraît donner la statistique à la céphalotripsie ne nous semble pas suffire pour compenser celui d'avoir toujours un enfant vivant à l'aide d'une opération qui tend à se perfectionner de plus en plus chaque jour.

Après tout ce qui précède, nous croyons avoir fait assez

(1) Congrès périodique international des sciences médicales, 4e session. Bauxelles, 1875, p. 379 et suivantes.

de réserves pour établir sans commentaires les résultats comparés que nous avons obtenus.

Opération de Porro : Mortalité pour la mère : 58,18 0/0.

Céphalotripsie à 6 c. et au-dessous, mortalité pour la mère : 45,16 0/0.

Accouchement prématuré artificiel à 7 c. et au-dessous, mortalité pour la mère : 32,35 0/0.

Quant aux enfants, théoriquement, tous doivent être vivants dans l'opération de Porro ; dans l'accouchement prématuré, nous trouvons, dans les mêmes bassins de 7 c. et au-dessous, la mortalité effrayante de 88,23 0/0, si nous ne tenons compte que des enfants qui sont sortis vivants de l'hôpital.

Il nous est impossible, en terminant, de ne pas dire un mot de la rupture de l'utérus pendant le travail, et de ne pas soulever au moins la question de l'amputation utéro-ovarique à ce sujet.

Il résulte des recherches exposées dans le remarquable travail de Jolly (1) que, tandis que l'expectation dans le cas de rupture utérine ne donne que, 1,45 0/0 de guérisons et l'extraction par les voies naturelles 19 0/0, la gastrotomie, faite dans le but de nettoyer, d'éponger la cavité péritonéale, donne 68,4 0/0 de guérisons. C'est là un résultat si frappant, qu'il nous sera permis de dire avec le docteur Pinard (loc. cit.) : « Nous pensons que cette question (de l'opération de Porro dans le cas de rupture utérine) doit être résolue par l'affirmative. Si l'ouverture de la cavité abdominale et le simple nettoyage de cette cavité ont donné

(1) Th. Paris, 1871.

de meilleurs résultats que l'expectation, à fortiori, l'amputation utéro-ovarique doit-elle réussir (1). »

Nous voici arrivé au terme de ce travail, et nous devrions nous résumer en formulant les indications de l'opération de Porro.

Mais est-il bien possible de juger cette opération autrement que sur sa réelle valeur chirurgicale, sur laquelle nous avons insisté? Nous croyons avoir suffisamment démontré combien les termes de comparaison sont insuffisants entre cette opération et les autres méthodes employées dans les cas de rétrécissement du bassin Aussi, quand il s'agit de passer à la valeur relative de cette opération, à ses indications précises en un mot, le cachet de certitude manque trop aux données fournies par ces autres méthodes pour que nous puissions donner des conclusions absolues.

M. Pinard, à la fin de son mémoire, pose les indications qu'il attribue à la méthode de Porro et les divise ainsi :

1° Si le bassin ne permet pas de pratiquer l'embryotomie, c'est-à-dire s'il ne laisse pas passer les instruments, on devra faire l'amputation utéro-ovarique sans conteste.

2° Si le bassin permet le passage des instruments, mais qu'il ait moins de 7 centimètres, ou bien l'enfant sera mort et on devra préférer l'embryotomie, ou bien l'enfant sera

(1) Nous devons à l'obligeance de M. Pinard une communication écrite du professeur Chiara, dans laquelle il lui signale que Schrœder aurait fait 4 fois l'opération de Porro pour des ruptures utérines et 4 fois avec insuccès. Mais il nous est impossible de donner une appréciation de ces cas, sur lesquels nous manquons absolument de détails.

vivant, et alors l'opération de Porro deviendra discutable, admise par les uns, rejetée par les autres suivant leur inspiration, leur expérience, leur habileté opératoire, etc.

3° Enfin si le bassin mesure de plus de 7 centimètres, on ne devra pas songer à l'opération de Porro.

A ces indications, ainsi formulées, nous n'ajouterons qu'une chose ; c'est qu'il nous semble bien difficile de poser une limite exacte entre les degrés différents auxquels un bassin peut être rétréci, et d'établir une règle de conduite absolue en ne se basant que sur la connaissance du diamètre antéro-postérieur d'un bassin vicié, bassin sur la conformation exacte duquel nous n'avons que des notions insuffisantes.

Nous ne pouvons mieux faire d'ailleurs que de citer les paroles de M. Pinard lui-même à propos de l'embryotomie et de l'opération de Porro : Connaissons-nous, dit-il, « le degré *exact* du rétrécissement et de la conformation de la filière pelvienne, le poids de l'enfant ? etc. Et puis, est-ce que le rétrécissement bien que dominant la scène, est le seul facteur qui puisse faire varier les chances de succès ou d'insuccès ?

« Avec l'opération de Porro, il n'en est pas ainsi ; quelque soit le dégré du rétrécissement, quelle que soit l'attitude du fœtus dans l'utérus, l'opération reste la même, le manuel opératoire ne varie point, et le traumatisme voulu est limité pour ainsi dire au gré de l'opérateur ; le terrain seul sur lequel on opère peut influencer, et s'il ne peut toujours être préparé, amélioré, il peut au moins être toujours connu. »

Nous avons tenu à faire cette citation parce qu'elle résume toute notre pensée au sujet de la valeur réelle, absolue, de l'opération de Porro, et de la difficulté qu'il y a d'établir sa valeur relative, de l'opposer aux autres méthodes obstétricales.

Nous nous résumons ainsi en terminant : Il est une limite extrême des rétrécissements du bassin, limite fournie non seulement par la connaissance de l'axe antéro-postérieur, mais par la conformation même du canal pelvien à laquelle l'opération de Porro reconnaît son indication véritable. Lorsqu'un bassin ne permet pas l'introduction de la main dans sa cavité, par exemple, devra-t-on songer à y introduire un instrument? Nous ne voulons pas discuter la valeur de la céphalotripsie répétée sans tractions que M. Pajot admet dans des bassins de 65 millimètres à 27 millimètres. Et nous pensons, qu'à 5 centimètres et au-dessous de rétrécissement antéro-postérieur, l'opération de Porro devra presque s'imposer à la décision de l'accoucheur.

Mais, lorsqu'on se trouve en présence de rétrécissements de 6 centimètres à 6 centimètres 5, il devient bien difficile de se prononcer. C'est alors que la donnée de l'aire utile du bassin serait importante à connaître. C'est là en un mot une limite à laquelle l'accouchement prématuré, l'embryotomie et l'opération de Porro restent en présence, sans qn'on puisse se guider autrement, pour préférer l'une ou l'autre méthode, que par les indications fournies pour chaque cas en particulier. Cependant, les faits parlent en faveur de l'opération de Porro, puisqu'elle sauve à peu près la moitié des femmes et tous les enfants. Mais l'avenir seul pourra résoudre cette grave question, qui actuellement, reste tout entière livrée à l'initiative des accoucheurs.

OBSERVATIONS.

Observation I.

Tumeur fibreuse opposant un obstacle absolu à l'accouchement. Opération césarienne, suivie de l'ablation de l'utérus et des ovaires, d'après a méthode de Porro. Mort. (Observation publiée dans les Annales de gynécologie, août 1879.)

Mme X..., primipare, âgée de 33 ans, de bonne constitution, habituellement bien portante, a quelquefois ressenti un peu de lassitude dans le bas-ventre ; depuis deux ans elle est atteinte d'une hernie inguinale gauche, qui est maintenue par un bandage.

Les règles apparues pour la première fois à 12 ans sont, depuis cette époque, venues rgulièrement tous les vingt-sept jours. La première menstruation a eu lieu du 17 au 21 avril 1878. Rapprochements sexuels le 22 avril, le 30 avril et le 19 mai.

A partir de la fin de mai, Mme X... éprouve tous les symptômes d'une grossesse.

Le Dr Reinvillier, médecin de Mme X..., après avoir constaté l'existence d'une tumeur fibreuse, occupant l'excavation pelvienne, demande l'avis de son confrère M. Tarnier qui, le 16 janvier 1879, examine la malade pour la première fois, et exprime de grandes craintes sur l'issue probable de l'accouchement.

Le 18 janvier, les Drs Depaul, Reinvillier, Tarnier, réunis en consultation, constatent les faits suivants : le ventre est volumineux ; le fond de l'utérus remonte jusqu'à la région épigastrique. Par le palper, on sent facilement le fœtus qui se présente par l'extrémité cœphalique ; sa tête est située dans une espèce de loge saillante, que l'utérus forme au-dessus et un peu en avant du pubis. Les battements du cœur fœtal sont nettement perçus.

En pratiquant le toucher, on trouve une énorme tumeur fibreuse qui remplit toute l'excavation pelvienne et refoule le col de l'utérus en haut et en avant, derrière le corps du pubis où il est difficilement accessible au doigt. Cette tumeur est peu mobile.

Une autre tumeur fibreuse, moins volumineuse que celle dont

nous venons de parler, occupe la paroi latérale gauche de l'utérus où elle est sentie par le toucher abdominal.

D'un commun accord, il fut convenu qu'il fallait attendre et que, peut-être, pendant le travail de l'accouchement, les contractions utérines déplaceraient la tumeur, ainsi que MM. Depaul et Tarnier l'avaient vu plusieurs fois dans d'autres circonstances. Si ces espérances ne se réalisent pas, on devra pratiquer l'opération césarienne.

Au sortir de cette consultation, M. Tarnier, pour parer à toute éventualité, prit toutes les dispositions nécessaires pour une opération de Porro, et prévint les aides dont il avait besoin.

Mme X... fut placée à Neuilly, dans une maison de santé où elle continua à recevoir les soins du Dr Reinvillier.

Le 17 février 1879, la malade étant arrivée au terme de sa grossesse, ayant peut-être dépassé ce terme de quelques jours, les membranes de l'œuf se rompirent et du liquide amniotique, teinté de méconium, s'écoula en abondance. Quelques contractions utérines apparurent pour disparaître bientôt.

Même état les trois jours suivants.

Le 21. Les mouvements de l'enfant cessèrent et la disparition des battements du cœur fœtal ne laissa aucun doute sur la mort de l'enfant.

Le 22 et le 23, il y eut du malaise, quelques petits frissons, des vomissements, et le liquide qui s'écoulait par le vagin devint progressivement fétide.

Le 23. Le pouls s'éleva à 120.

Le 24. Même état. De plus, la langue est sèche ; des gaz se sont développés dans la cavité utérine où ils rendent un son tympanique quand on percute. L'utérus ne se contracte pas, le col reste fermé et la tumeur fibreuse occupe toujours l'excavation pelvienne où elle est immobile, mais il est évident que la malade présente tous les symptômes de l'infection putride et que sa vie est en danger.

Le même jour, à deux heures de l'après-midi, on pratique l'opération césarienne en présence de MM. Reinvillier, Dumont-Pallier, Guéniot, Duplay, Léon Labbé, Polaillon, Lucas-Championnière, Pinard, Budin, Champetier de Ribes, Maygrier.

Le chirurgien et ses aides se lavent les mains dans de l'eau phéniquée. La paroi abdominale et les parties génitales de la malade sont lotionnées avec une solution d'acide phénique et, pendant toute la durée de l'opération, un appareil de pulvérisation lance sur tout le champ opératoire un nuage d'eau phéniquée ; chloroformisation.

Après avoir incisé largement la paroi abdominale sur la ligne médiane, M. Tarnier engage ses aides à presser le ventre sur les parties latérales, pour faire sortir hors de l'abdomen l'utérus et ses annexes, suivant la modification apportée par Rein et Müller à l'opération de Porro. Ce résultat est bientôt obtenu, et tous les assistants remarquent le volume énorme des vaisseaux qui des ligaments larges se rendent à l'utérus, et l'existence d'un cordon de la grosseur d'une plume de corbeau, libre de toute adhérence sur un trajet de 8 centimètres, s'insérant par une de ses extrémités sur l'utérus, et par l'autre sur le ligament large.

Ce cordon, de couleur rouge, et ressemblant d'une manière frappante à un ver de terre, est constitué par une veine turgescente. Ce cordon vasculaire dont la rupture eut pu donner lieu à une hémorrhagie considérable, est excisé entre deux ligatures préalables.

Pour plus de sécurité, une ligature est jetée de chaque côté sur le ligament large qu'elle traverse, de manière à étreindre les gros vaisseaux utérins dont il a été parlé plus haut.

L'utérus est alors incisé ; au moment de cette incision des gaz fétides s'échappent en abondance de la matrice, et M. Tarnier fait l'extraction d'un fœtus et d'un placenta déjà putréfiés. Le tissu conjonctif de l'utérus est verdâtre et infiltré.

La surface interne de l'organe est manifestement en putréfaction.

L'enfant, de sexe masculin, pèse 4 kil. 500 gr. Malgré les ligatures préalables, du sang, en notable quantité, s'écoule par la plaie utérine ; il est arrêté par des pinces hémostatiques.

Par des tractions modérées, on essaye de faire sortir de l'excavation pelvienne la tumeur fibreuse qui y est engagée, mais ces tractions sont inutiles. En glissant la main à côté de cette tumeur, on reconnaît qu'elle est fixée au fond du petit bassin par des adhérences si puissantes qu'il est impossible de les rompre.

Restait à enlever l'utérus ; mais la tumeur, qui plongeait assez haut sur la face postérieure de la matrice, mit un grand obstacle à ce temps de l'opération. Fallait-il placer un fil de fer constricteur au-dessus de la tumeur? Après avoir posé la question et consulté ses aides, M. Tarnier prit le parti d'éviter la partie centrale de la tumeur et de n'en laisser subsister que la coque extérieure. En incisant la tumeur on en trouva le tissu ramolli et parsemé de cavités contenant un liquide putride. Un fil de fer serré à l'aide du constricteur de Cintrat fut fixé à l'union du corps et du col de l'utérus, et une broche fut placée au-dessous de ce fil de fer. Le pédicule comprenant, non-seulement l'utérus, mais l'enveloppe de la tumeur fibreuse, fut maintenu au dehors. Le corps de l'utérus et les ovaires furent ensuite excisés à un centimètre au-dessus de l'anse formée par le fil de fer.

La paroi abdominale fut suturée avec des fils d'argent, au-dessus et au-dessous du pédicule; on fit le pansement de Lister et on reporta la femme dans son lit. Trois jours après, elle succombait avec les symptômes d'un empoisonnement septique.

Observation II.

Opération césarienne, suivie de l'ablation de l'utérus et des ovaires, d'après la méthode de Porro, faite à la Maternité, le 20 mars 1879, par M. Tarnier. Pansement de Lister. Guérison (Observation personnelle).

Marie Condat, couturière, âgée de 36 ans, entre à la salle d'accouchements de la Maternité, le 10 mars 1879, à 11 h. 45 minutes du matin.

Cette femme présente toutes les traces du rachitisme. Sa taille est de 1 m. 23 cent. Les membres supérieurs sont courts, les avant-bras incurvés, les mains petites, les doigts courts. Les membres inférieurs sont très déformés; les tibias sont incurvés et décrivent une double courbure, l'une a convexité antérieure, l'autre à convexité externe; cette dernière est surtout prononcée à la partie inférieure de l'os, en sorte que les pieds ne peuvent être rapprochés l'un de l'autre, et sont déjetés en dehors. Le thorax est bien conformé, la colonne vertébrale n'est pas déviée.

On retrouve des traces de rachitisme dans la face, dont le front est large, bombé, saillant en avant. Les dents manquent presque toutes ; celles qui restent sont cariées.

Voici les renseignements que nous obtenons sur les antécédents de la malade :

Elle a marché d'assez bonne heure, vers l'âge d'un an, mais elle est tombée malade à deux ans et a dû garder le lit deux années. Elle n'a pu recommencer à marcher qu'à l'âge de sept ans et avec des béquilles. Depuis, elle marche toujours avec ses béquilles, mais elle peut s'en passer pour aller et venir dans sa chambre.

A l'âge de 18 ans, elle dit avoir eu une fièvre qui l'a retenue trois mois au lit.

Elle est d'une santé chétive et est sujette à de fréquents accès d'hystérie.

Elle a été réglée pour la première fois à l'âge de 14 ans; depuis elle a eu des époques menstruelles très régulières, durant chacune deux jours environ.

Elle affirme n'avoir eu qu'un seul rapport sexuel dans les derniere jours du mois de mai 1878, mais elle ne peut préciser le moment où elle a senti remuer son enfant pour la première fois; bien plus, elle ne se croyait même pas enceinte, car elle a eu ses règles comme d'habitude en juin, juillet, août, septembre 1878; elles ont cependant disparu en octobre, et, inquiète, elle a consulté un médecin qui a méconnu la grossesse.

Le dimanche, 16 mars, elle a ressenti des douleurs lombaires excessivement vives; ces douleurs devinrent telles qu'elle envoya chercher le médecin du bureau de bienfaisance qui lui ordonna le repos au lit; les douleurs de reins continuèrent le lundi 17; puis le 18, vers 8 heures du matin, elle se sentit subitement mouillée et perdit une notable quantité d'eaux; les douleurs diminuèrent un peu. Le même fait se renouvela le lendemain, mais en même temps les douleurs lombaires reparurent très violentes.

Un autre médecin fut alors appelé ; il constata la grossesse et envoya la malade à l'hôpital Beaujon, d'où on la dirigea immédiatement sur la Maternité, où elle arriva le 20 mars, à 11 h. 45 m. du matin.

Examen à l'entrée : le ventre est volumineux, la paroi abdominale assez épaisse ; l'utérus se contracte fréquemment sous la main, ce qui rend presque impossible le diagnostic de la présentation par le palper; on croit cependant reconnaître une présentation du sommet en O. I. G. A. L'auscultation ne dénote l'existence d'aucun bruit fœtal. Au toucher on sent le col ramolli, mais ayant encore une certaine longueur; l'orifice externe est un peu entr'ouvert. Le doigt sort teint de méconium.

Le bassin mesure 6 centim. dans son diamètre sacro-sous-pubien; de plus, les parois antérolatérales de l'excavation pelvienne sont fortement déprimées et font saillie en dedans; l'enfoncement antéro-latéral est plus considérable à gauche qu'à droite.

Il s'agit d'un bassin rachitique pseudo-ostéomalacique, frappé d'arrêt de développement, rétréci dans tous ses diamètres.

Après cet examen, M. Tarnier conclut à l'impossibilité de pratiquer une opération à travers un canal pelvien aussi étroit et se décide à faire l'opération césarienne.

L'opération a lieu le 20 mars à 3 heures et demie de l'après-midi. Elle est faite dans l'amphithéâtre ordinaire des opérations, en présence des élèves, par M. Tarnier, assisté de MM. Polaillon, Lucas-Championnière, Berger et Budin.

Après avoir vidé le rectum et la vessie, on fait dans le vagin une injection avec une solution phéniquée au vingtième ; on lave avec la même solution la paroi abdominale et les parties génitales externes, sur lesquelles on applique une compresse phéniquée. Un pulvérisateur à vapeur projette une pluie fine d'eau phéniquée pendant toute la durée de l'opération.

La malade est chloroformée, et, à 3 heures et demie, M. Tarnier incise la paroi abdominale sur la ligne médiane. Cette incision a une longueur de 15 à 16 centimètres environ; elle s'arrête à trois travers de doigt au-dessus du pubis et remonte à deux travers de doigt au-dessus de l'ombilic, qui est contourné avec le bistouri.

Pendant cette incision, des pinces à pression sont placées immédiatement sur les vaisseaux de la paroi qui donnent du sang.

L'utérus, qu'on laisse dans l'abdomen sans l'attirer au dehors, est ensuite ouverte par sa face antérieure sur la ligne médiane. Quand cette incision est terminée, on voit apparaître un bras au dehors; M. Tarnier introduit alors la main dans la plaie utérine, va chercher les pieds et fait assez facilement l'extraction d'un enfant mort, du sexe féminin, du poids de 3,320 grammes, d'une longueur de 0,51 centimètres. La mort paraît remonter à deux ou trois jours ; le fœtus exhale déjà une odeur fétide.

Le placenta est ensuite décollé ; il pèse 600 grammes. A ce moment, on fait une injection d'ergotine Yvon dans la paroi abdominale, et M. Tarnier se demande alors s'il doit se borner à l'opération césarienne ou s'il doit enlever l'utérus. Il se décide à faire l'opération de Porro, à cause de l'écoulement sanguin (400 gr.) qui se fait par la surface interne de l'utérus ; le chirurgien attire hors de l'abdomen l'utérus et ses annexes. Une anse en fil de fer est appliquée avec le constricteur de Cintrat autour de l'utérus, à l'union du col et du corps ; une broche en acier est enfoncée transversalement dans le tissu utérin, juste au-dessus de cette anse, et un second fil est placé de la même façon que le premier, immédiatement au-dessus de la broche. Il y a ainsi deux ligatures métalliques superposées et séparées l'une de l'autre par une broche métallique qui se trouve solidement assujettie entre les deux fils de fer.

Puis l'utérus est sectionné avec le bistouri au-dessus de la dernière anse placée. Le pédicule est maintenu au dehors et on suture la paroi abdominale avec des fils d'argent; il y a quatre sutures profondes et deux superficielles.

Le pansement est fait suivant la méthode de Lister.

La partie qui a été enlevée pèse 650 grammes ; elle contient le corps de l'utérus, la trompe et l'ovaire droit, la trompe et une partie de l'ovaire gauche ; l'autre partie de cet ovaire est restée adhérente au pédicule au-dessus du fil de fer le plus superficiel.

L'opérée est transportée dans l'annexe de la salle Sainte-Elisabeth, où elle est isolée des autres malades.

Le 20 mars. Jour de l'opération.

A 5 heures du soir, 136 pulsations ; la température est de 36,5. La malade a recouvré ses sens, mais est encore sous l'influence du chloroforme et délire un peu.

A 8 heures, elle est prise d'une envie d'uriner qu'elle ne peut satisfaire ; on la sonde et on retire de la vessie 60 grammes d'urine claire.

A 8 heures et demie, visite de M. Tarnier ; la malade est très calme ; son pouls est à 120 ; la température à 37.

Vers 9 heures, elle s'endort d'un profond sommeil.

Prescription. Repos absolu dans le décubitus dorsal, la tête légèrement élevée ; toutes les heures, une cuillerée de vin de Champagne. La température de la salle est maintenue à 16°

A 11 heures du soir, le sommeil est calme ; il y a un peu de sudation. Le pouls s'est encore abaissé : 116 pulsations ; la température s'est élevée d'un dizième de degré : 37,5.

Le 21. A deux heures du matin, la malade urine seule. A ce moment, le pouls est à 116 ; la température est à 37,1.

A 3 heures un quart, elle urine de nouveau assez abondamment, puis elle se rendort jusqu'à 6 heures du matin. Prise à son réveil, la température est encore de 37,1 ; le pouls est tombé à 104.

La nuit qui a suivi l'opération, et pendant laquelle l'interne du service est resté auprès de la malade peut se résumer ainsi : calme parfait ; sommeil interrompu de temps en temps par quelques minutes de réveil, dont on profite pour faire prendre du vin de Champagne ; deux mictions naturelles. Pas la moindre douleur abdominale ; pas une nausée. Deux ou trois fois seulement, un peu de toux et un léger retentissement dans le ventre.

A 8 heures du matin, la malade ressent quelques coliques et essaie d'aller à la garde-robe, mais elle ne peut y parvenir. P., 112 ; T., 37.

Le pansement est fait par MM. Tarnier et Lucas-Championnière ; on touche le pédicule avec un pinceau imbibé de perchlorure de fer ; tout autour, la peau est d'un rouge brun, coloration due à l'acide phénique.

On prescrit de laver deux fois par jour les parties génitales avec de l'eau phéniquée ; il s'écoule par le vagin un peu de mucus transparent.

La journée du 21 mars est un peu agitée ; la malade sommeille, mais elle rêve et elle a des cauchemars. Elle se plaint de souffrir un peu du ventre.

Vers 3 heures de l'après-midi, miction spontanée, émission de gaz par l'anus. Quelques éructations surviennent et se terminent par la régurgitation de plusieurs cuillerées de vin de Champagne.

A 6 heures du soir, visite de M. Tarnier : T., 37,1 ; P., 120 ; R., 48. Il attribue l'agitation de la journée à la diète prolongée, et prescrit : lait, bouillon, champagne. Le ventre est à peine douloureux et parfaitement souple.

A 9 heures du soir, la malade est très calme ; sommeil tranquille.

A minuit, miction spontanée, émission de gaz intestinaux.

L'urine a pris une coloration foncée, noirâtre, due à l'absorption de l'acide phénique.

A cette heure, on fait une injection de morphine de 0,01 centigramme pour empêcher le retour de l'agitation de la journée ; sommeil profond jusqu'à 5 heures du matin.

Le 22. A 5 heures du matin, la malade se réveille et est prise d'une attaque d'hystérie assez violente qui dure environ une demi-heure.

A 6 heures, seconde crise, moins forte que la première, qui ne dure que dix minutes.

A 7 heures, le calme est revenu ; la malade ne souffre pas, n'a pas de nausées ni de régurgitations. P., 132 ; T., 37,9 ; R., 40.

A 11 heures, pansement ; le pouls est irrégulier entre 130 et 160. La température est montée à 38,8.

La journée est excellente.

Le soir à 7 heures et demie, M. Tarnier vient voir la malade. T., 38,6 ; R., 40.

A 10 heures et demie du soir, la température est à 38° ; P., 108 ; R., 36.

Nuit très calme ; sommeil, miction facile ; pas de douleurs de ventre. L'urine est toujours foncée, chargée de quelques mucosités.

Le 23. La figure est reposée, la langue est humide, le ventre souple non ballonné.

On doit sonder la malade, qui ne peut pas uriner.

A 9 heures du matin : P., 96 ; T., 36,5 ; R., 34.

On refait complètement le pansement ; on touche de nouveau

avec le perclorure de fer le pédicule, qui est noirâtre et desséché.

Le soir à 6 heures : P., 90; T., 36,2; R., 38. Il y a un peu de toux et de retentissement douloureux dans l'abdomen. On prescrit du sirop de morphine. On est encore obligé de pratiquer le cathéthérisme vésical ; l'urine est redevenue claire.

A 11 heures du soir : P., 108; T., 37; R,, 40. Un peu d'efforts de toux très douloureux. On refait le pansement en partie ; il n'a pas d'odeur ; le moignon est sec ; pas de suppuration.

Le 24. La nuit a été bonne, sauf un peu de toux qu'on a calmé avec le sirop de morphine.

Matin : P. 112 ; T., 37,3 ; R., 40. Miction artificielle ; on ne touche pas au pansement.

Soir : P., 120 ; T. 37,8 ; R. 40. La journée a été excellente ; la malade prend volontiers du lait et du champagne. On est obligé de refaire le pansement, et on trouve le ventre très souple et un peu de suppuration autour du moignon. Miction artificielle.

Le 25. La nuit a été très bonne. La figure est très reposée.

Matin : P., 116 : T., 37,3 ; R., 36. Pansement. On coupe et on retire le fil d'argent d'une suture profonde qui était un peu tendu.

Vers midi, la malade se plaint de souffrir de ses seins, et dans la soirée on trouve les deux glandes mammaires tuméfiées, un peu douloureuses ; le mamelon laisse sourdre par la pression quelques gouttes de liquide lactescent.

On doit toujours continuer le catéthérisme vésical. Lorsque la malade a envie d'uriner, elle ressent comme une sorte d'aura, une douleur irradiée dans la cuisse et la jambe droites, et demande immédiatement à être sondée.

Elle n'a pas eu de garde-robe depuis l'opération, mais elle continue à rendre des gaz.

Soir ; P., 116 ; T., 37,4 ; R., 36. On refait le pansement ; suppuration assez abondante tout autour du pédicule.

Le 26. La nuit a été parfaite.

Matin : P., 100 ; T., 37,4 ; R., 34. Miction artificielle.

Pansement. En pressant un peu tout autour du pédicule, on fait sourdre du pus crémeux ; la peau de la paroi abdominale s'est couverte de phlyctènes.

On retire un second fil de suture profonde. Montée laiteuse bien nette. Mêmes prescriptions.

Soir, même état : P., 116 ; T,, 37,4 ; R , 36. Catéthérisme vésical.

Le 27. La nuit a été calme ; on a dû pratiquer deux fois le catéthérisme.

Matin : P., 128 ; T., 38,2 ; R., 44.

Les seins sont plus souples, moins tendus, moins douloureux.

En faisant le pansement, on retire les autres fils ; l'état du pédicule est le même ; il est sec et raccorni, et tout autour de lui est un sillon d'élimination rempli de pus.

On prescrit pour la première fois un lavement à la glycérine, qui amène immédiatement plusieurs selles abondantes et faciles.

Soir : P., 112 ; T., 38,4 ; R., 40.

Le 28. Nuit calme. Deux fois on a dû sonder la malade ; elle a eu plusieurs garde-robes.

Matin : P., 100 ; T., 38 ; R., 40.

La plaie a un très bon aspect ; état général excellent.

Soir : P., 120 ; T., 38,2 ; R., 38.

Le 29. Même état ; la douleur de cuisse persiste toutes les fois que la malade a envie d'uriner, et on est obligé de la sonder.

Matin : P., 112 ; T., 38,1 ; R,, 33. Même aspect de la plaie.

Soir : P., 124 ; T. 38,2 ; R., 40.

Le 30. Nuit assez bonne. Miction spontanée à 4 heures du matin.

Matin. P. 128 ; T. 37,3 ; R. 38.

Pansement : La paroi abdominale présente une petite perte de substance au-dessus du pédicule, en ce point il existait un pont cutané qui est rompu, il y a ainsi une petite cavité anfractueuse, bourgeonnante et rosée, du volume d'une noisette au-dessus du pédicule.

Soir. P. 128 ; T. 38,2 ; R. 34. Miction spontanée.

Le 31. Nuit très bonne. Langue humide, ventre endolori, seins revenus à leur volume normal. La malade continue à uriner seule.

Matin. P. 118; T. 37,9; R. 36. Aux bouillons et au lait on ajoute des potages, de la soupe.

Soir. P. 100; T. 37,6; R. 34.

1er avril, matin. P. 112; T. 37,4; R. 40.

Le pédicule est noirâtre, mortifié dans toute son épaisseur; on en excise une partie.

Prescription : Poulet, côtelette à sucer; vins de Bagnols et de Bordeaux.

Soir. P. 128; T. 38°; R. 36.

Le 2. Etat général excellent.

Matin. P. 112; T. 37; R. 32.

Pansement : L'anse métallique la plus superficielle et la broche tombent d'elles-mêmes.

On excise encore quelques lambeaux du pédicule; le fond de la place est bourgeonnant et rosé, sauf en un petit point qui est plus profond et qui a un aspect grisâtre.

Soir. P. 108; T. 37,3; R. 32.

Le 3. La nuit a été un peu agitée; sirop de morphine; la douleur dans la cuisse droite est revenue et on a dû sonder la malade une fois; depuis elle a uriné seule.

Matin. Pouls. 104; T. 37,2; R. 26.

Pansement. On retire la dernière anse métallique; la plaie est profonde; elle bourgeonne bien, un seul point grisâtre se voit au fond. Tout autour la peau se desquame sous l'action de l'acide phénique.

Eruption de gros sudamina sur tout le tronc.

Soir P. 108; T. 37,2; R. 28.

Le 4, matin. P. 184; T. 37,1; R. 24.

La plaie a toujours très bon aspect.

Soir. P. 104; T. 37,2; R. 28.

Le 5. Même état.

Le 6 et jours suivants. La malade est en très bon état, elle a un appétit excellent et dort très bien.

La cicatrisation de la plaie marche rapidement, et le 15 avril elle n'est plus que comme une pièce de 1 fr. Mais à partir de ce moment la cicatrisation a été très lente; on a successivement pansé la petite plaie avec de la gaze phéniquée, du diachylon, de l'acide citrique, de la baudruche collodionnée, enfin avec une solution d'acide borique. Sous l'influence de ce dernier pansement combiné avec des cautérisations au nitrate d'argent, on a pu faire disparaître un petit bourgeon blanchâtre qui était probablement du tissu utérin; mais la cautérisation n'est absolument complète que le 20 juillet.

La malade a commencé à se lever le 1er mai. Elle marche sans souffrances, engraisse à vue d'œil. Elle a eu pendant quelques jours, du 12 au 17 juin, un écoulement vaginal qui a cessé sous l'influence de quelques lotions. Enfin elle est restée hystérique, et le 13 juin elle a eu dans la soirée cinq attaques d'hystérie.

Vers la fin du mois de juin, cette femme se plaignit de souffrir de douleurs dans le bas-ventre et dans les reins, lorsqu'elle se tenai debout, et surtout lorsqu'elle marchait. Il lui semblait en outre qu'elle allait tomber, et elle était obligée de s'asseoir après avoir fait quelques pas.

L'ayant examinée à la visite du soir, nous constatâmes très nettement chez elle le signe étudié par M. Budin comme caractéristique de la disjonction de la symphyse pubienne.

M. Tarnier prescrivit aussitôt l'application d'une ceinture de Martin, et à peine la malade eut-elle cette ceinture qu'elle se sentit plus solide sur ses jambes et qu'elle put marcher sans douleurs.

Elle a dû garder cette ceinture plusieurs mois ; nous avons revu cette femme longtemps après, elle se portait bien et n'avait plus aucun trouble dans la marche.

Cette femme fut présentée à l'Accadémie de médecine, le 29 juillet, par M. Tarnier, qui fit à son sujet une très-remarquable communication sur la méthode de Porro.

Observation III.

Grossesse à terme. Bassin rachitique. Diamètre sacro-sous-pubien 0,073mm. Opération de Porro, faite à la Maternité par M. Lucas-Championnière. Enfant vivant. Guérison de la mère (Observation personnelle).

Al. Elisa couturière, âgée de 26 ans, entre à la Maternité le

27 octobre 1879 dans le service de M. Tarnier, suppléé par M. Lucas-Championnière.

Cette femme a marché de bonne heure, puis elle est tombée malade, dit-elle, sans pouvoir exactement préciser à quel âge, et elle n'a remarché qu'à six ans.

Elle a été réglée à 13 ans, et, depuis, chaque mois pendant trois jours, abondamment; bonne santé habituelle.

La taille est petite, et mesure 1 m. 25.

Le thorax et les membres supérieurs sont bien conformés, mais les cuisses sont grosses et courtes, les jambes courtes aussi, à peine incurvées. Les genoux sont gros, et l'extrémité inférieure des fémurs, volumineux, est déjetée en dehors. Le membre gauche est plus déformé que le droit, et la cuisse gauche est un peu plus courte que l'autre. La démarche a lieu en inclinant alternativement le tronc à droite et à gauche.

Les dents présentent des cannelures et des stries transversales; il y a un peu d'asymétrie dans le regard.

Les règles ont apparu pour la dernière fois du 15 au 19 février. Bien portante pendant sa grossesse, cette femme vient à la Maternité parcequ'une sage-femme de Meudon, où elle habite, lui a conseillé d'y aller avant la fin de sa grossesse.

On constate les signes d'une grossesse de huit mois. Par le palper on diagnostique une présentation du siège en S I G P. Le maximum des battements du cœur s'entendent en haut et à gauche au-dessus de l'ombilic.

Le col, ramolli, mais mais nullement effacé, a encore une certaine longueur.

On arrive facilement sur l'angle sacro-vertébral, et la mensuration digitale donne un diamètre sacro-sous-pubien de 73 mm. De plus l'excavation est plus étroite et plus resserrée à droite qu'à gauche.

M. Tarnier, appelé par M. Lucas-Championnière, examine la femme le 29 octobre. Puis une délibération a lieu sur la conduite à tenir. Faut-il provoquer l'accouchement et faire la céphalotripsie immédiate, ou bien attendre le terme de la grossesse pour pratiquer l'opération de Porro? C'est vers ce dernier parti que penche M. Tarnier, et c'est celui qu'adopte M. Lucas-Championnière.

Le 16 novembre, la malade se plaint de souffrir un peu des reins et du bas-ventre ; mais le travail ne se déclare pas ; le col garde sa longueur.

Le 17 et le 18. Même état ; écoulement d'un peu de sang le soir du 18.

Le 19, au matin, les douleurs sont un peu plus fortes ; nouvelle perte d'une petite quantité de sang.

A l'examen, on trouve le col effacé, le travail commençant ; la poche des eaux est intacte.

Le fœtus est maintenant placé en O. I. D. P ; la tête est au-dessus du détroit supérieur.

Ce début de travail s'arrête ; mais l'opération est décidée pour le jour même, et les préparatifs sont faits immédiatement.

La température axillaire, prise à 2 heures de l'après-midi, est de 37,4 ; le pouls est à 76. On administre un grand lavement pour vider le rectum.

L'opération a lieu à 3 heures, dans une des salles de la Maternité. Elle est faite par M. Lucas-Championnière, assisté de MM. Périer et Terrier, en présence de M. Tarnier. Les deux aides se placent à droite et à gauche de la malade, couchée sur le lit de Mariaud ; l'opérateur s'asseoit entre les cuisses de la femme ; anesthésie chloroformique ; pulvérisation phéniquée, faite avec un appareil à vapeur, tout le temps de l'opération.

On commence par le cathétérisme vésical ; puis, on injecte dans le vagin une solution phéniquée au vingtième, et on lave la paro abdominale avec la même solution.

A 3 heures 1/4, la paroi abdominale est incisée sur la ligne médiane, couche par couche. L'incision a environ 16 centimètres elle s'étend depuis un point situé à 2 ou 3 travers de doigt du bord supérieur de la symphyse pubienne, jusqu'à 2 ou 3 centimètres au-dessus de l'ombilic, qui est contourné avec le bistouri.

Des pinces à pression sont placées aussitôt par les aides sur les petites artères cutanées ouvertes.

Le péritoine, mis à découvert, est incisé sur la sonde cannelée, et la face antérieure de l'utérus apparaît. Cet organe est ramené sur la ligne médiane, puis il est incisé *in situ*, lentement. Immédiatement, un flot de sang noir s'échappe ; le placenta, inséré sur la paroi antérieure, est reconnu aussitôt, et l'opérateur se hâte de terminer la section de la paroi antérieure de l'utérus avec des ciseaux ; puis il introduit la main dans la cavité utérine et extrait par les pieds un enfant vivant ; le cordon est sectionné immédiatement.

L'utérus est alors attiré au dehors ave les trompes et les ovaires, à l'aide de deux grandes pinces à kyste qui avaient été placées sur les lèvres de l'ouverture utérine ; le placenta est extrait facilement.

L'un des aides maintient fortement comprimé l'utérus à sa partie inférieure : deux broches d'acier sont enfoncées dans le tissu utérin, tout près du col, l'une transversalement, l'autre d'avant en arrière, et un fil constricteur est placé au-dessous d'elles, et serré à l'aide du constricteur de Cintrat. Un deuxième fil est placé de même entre les deux broches.

Puis l'utérus est sectionné au bistouri, un peu au delà des broches. Une partie de l'ovaire gauche a été prise entre les deux ligatures. On fait ensuite la toilette du péritoine, à l'aide de petites éponges montées.

A ce moment, la malade a la face pâle, elle fait quelques efforts de vomissements ; mais sa respiration reste facile.

On fait la suture de la paroi abdominale ; six sutures profondes et une superficielle ; une seule est placée au-dessous du pédicule, qu'on a attiré à l'angle inférieur de la plaie ; un des fils s'étant cassé, on le remplace à l'aide d'un fil de soie.

On touche le pédicule avec un pinceau imbibé de perchlorure de fer, et l'on fait le pansement de Lister.

A 4 heures, le pansement est terminé ; l'opération a duré en tout trois quarts d'heure.

L'enfant extrait est une fille du poids de 2,700 grammes.

Les diamètres de la tête, pris avec le pelvimètre de M. Budin, sont :

O. F.	0,115mm
Bi P.	0,090
Bi T.	0,079
O. M.	0,128
O. M. max.	0,131
S. O. Br.	0,095

La partie de l'utérus, qui a été enlevée, comprend tout le corps, avec les deux trompes, l'ovaire droit et une partie de l'ovaire gauche ; elle pèse 620 grammes.

L'opérée est transportée dans son lit, qui est dans la salle même où elle a été opérée ; cette salle est isolée des autres accouchées ; la température y est constamment maintenue à 18°.

A 5 heures, la malade se réveille ; elle se plaint de souffrir du ventre, et pousse des gémissements ; elle a quelques hoquets, et semble par moments sur le point d'avoir une syncope.

La température prise à 5 heures et demie est de 37,3 ; le pouls est à 72.

Les coliques, auxquelles se joignent des envies d'uriner, se continuent avec moins d'intensité jusqu'à 7 heures du soir. On administre quelques cuillerées de grog et de petits morceaux de glace.

A 7 heures, la malade s'endort d'un sommeil assez calme.

A 8 heures, P. 68 ; T. 37,2 ; R. 28 ; quelquefois douleurs de ventre.

A 9 heures, une régurgitation.

De 9 à 10 heures, pas de douleurs, sommeil tranquille.

A 11 heures, visite de M. Lucas-Championnière ; il fait une injection de 1/2 centigr. de chlorhydrate de morphine ; puis il pratique le catéthérisme vésical, et retire de la vessie une petite quantité d'urine claire.

La nuit a été excellente, la malade a cessé de se plaindre, elle a dormi. La température, prise à diverses reprises, a toujours été de 38°. Le pouls a oscillé entre 80 et 96 pulsations ; le nombre des respirations à varié de 24 à 32.

20 novembre. La figure est calme, reposée ; la langue humide, le malade ne souffre pas.

Matin. P. 100 ; T. 38 ; R. 28.

On lui prescrit du Champagne, du lait, des grogs, de la glace. Plusieurs fois dans la journée, on la sonde.

Soir. P. 84 ; T. ; 38,2 ; R. 36.

A 9 heures du soir, M. Lucas-Championnière fait le premier pansement. Le ventre n'est pas ballonné ; le pédicule est sec ; on change seulement quelques compresses de gaze phéniquée, l'appareil n'étant qu'à peine taché. Nuit calme, sauf quelques nausées. Emission de gaz par l'anus. Miction spontanée.

Le 21. La face est reposée, mais la langue est un peu sèche; mêmes prescriptions.

Matin. P. 100; T. 37,4; R. 32.

On constate une mobilité assez grande dans les pulsations de l'artère radiale, qui oscillent entre 100 et 120 par minute.

Les urines sont devenues noires, sans dépôt; bien que cette coloration, qui s'observe dans les urines de presque tous les malades opérés par la méthode de Lister, semble due à l'absorption d'une certaine quantité d'acide phénique, l'analyse de M. Prunier n'a pu dénoter la moindre tracide de cet acide dans l'urine.

On a dû revenir au catéthérisme vésical. Dans l'après-midi, le malade se plaint de violentes douleurs dans le ventre, la température s'élève à 38,3

Le soir, la langue est sèche, la soif vive : P. 120; T. 38,9; R. 49.

Mais vers 11 heures du soir, il survient une amélioration notable; la température tombe à 38,3, et le nombre des respirations à 38; le pouls reste à 120.

La nuit est calme, le malade dort; il y a émission de gaz intestinaux, miction spontanée, et la température varie entre 38,3 et 38,5.

Le 22. Matin, P. 112 ; T. 38,2.

Etat général satisfaisant: la malade urine encore seule; elle transpire abondamment pendant son sommeil.

Durant la nuit, les seins ont gonflé; ils contiennent une notable quantité de colostrum.

Pansement à 10 heures du matin. Le ventre est souple, indolore; il y a un peu de vésication de la peau autour des points de suture. Le moignon est ferme, bien sec; il n'y a pas trace de liquides exsudés.

Soir, P. 116; T. 38; R. 34. Même état, peau moite, langue humide.

Pendant la nuit, sommeil calme, transpirations abondantes, plusieurs mictions artificielles. La température reste à 38. Le pouls oscille entre 108 et 126, la respiration entre 32 et 38.

Le 23. Matin. P. 100; T. 38,2; R. 40.

Même état. Seins plein de lait; un peu d'engorgement axillaire. La malade prend toujours du lait, du champagne.

Soir. P. 100; T. 38,5; R. 40.

Sueurs profuses; sécrétion de mucus vaginal assez abondante.

Le 24. Matin. P. 100; I. 38; R. 32.

Etat toujours excellent. 3e pansement : le ventre est souple, non douloureux; il y a un peu d'odeur du pédicule

On desserre un point de suture.

On doit continuer fréquemment le catéthérisme vésical.

Soir. P. 96 à 120 ; T. 38,7; R. 40.

La peau est toujours moite, sudorale; il y a un peu de fièvre de lait.

Pendant la nuit, la malade urine seule et a une première selle.

Le 25. Matin. P. 100; T. 37,8, R. 34.

Pansement à 11 heures : très bel aspect de la plaie ; il y a un peu de suppuration autour du pédicule; on excise quelques lambeaux sphacélés. Trois points de suture sont coupés.

On donne pendant quelques instants l'enfant à sa mère, pour qu'elle le mette au sein qu'il prend très bien.

On prescrit du potage, du chocolat.

Soir. P. 116; T. 38,5; R. 28.

Nuit bonne, garde-robes spontanées.

Le 26. Matin. P. 96; I. 37,9; R. 30.

Les pièces du pansement sont à peine souillées; il n'y a presque plus de suppuration autour du pédicule, qu'on touche avec le perchlorure de fer.

Soir. P. 96; I. 38,4; R. 32.

Pansement : il y a de nouveau suppuration autour du moignon, dont on excise quelques parties noires, et on badigeonne avec le perchlorure de fer; en enlevant un peu du moignon lui-même avec les ciseaux, on en voit sourdre un peu de pus, et on voit manifestement au centre la trace de la cavité utérine.

Alimentation : potages, cotelettes.

Soir. P., 100 ; T., 38,5 ; R., 36; nuit bonne.

Le 28, matin. P., 104 ; T., 38,3 ; R., 32 ; langue humide ; appétit bon.

Pansement à 11 heures ; ventre toujours souple et indolore. La plaie est légèrement fétide.

Comme les jours précédents, on fait sourdre, par la pression, un peu de pus autour du pédicule.

On enlève tous les fils qui restent. Le fil de soie, une broche, sont aussi retirés. On badigeonne avec du perchlorure de fer. On recouvre de protective les parties atteintes d'une légère rougeur.

Soir. T., 38,8; P., 124; R., 32 ; miction facile ; garde-robes naturelles.

Le 29. Nuit bonne.

Matin. T., 38; P., 104 ; R., 32.

Pansement comme la veille ; odeur et suppuration ; éruption de sudamina ; état général excellent.

Soir. T., 38,8 ; P.,112 ; R., 32.

Le 30. Nuit bonne.

Matin. T., 38,2 ; P., 104 ; R., 34.

Pansement : On enlève la 2e broche ; le pédicule grisâtre, répandant une mauvaise odeur, est excisé ; le fil constricteur tient encore par un point.

Soir. T., 38 ; P., 96 ; R., 40 ; le 13e jour, il ne reste plus trace du pédicule.

Malgré l'avis du médecin, l'enfant de la malade, qui était très vivace, ayant été transporté par un froid intense d'une atmosphère de 23°, dans une église froide pour y être baptisé, s'affaiblit peu à peu et fut pris de convulsions qui l'emportèrent le 13e jour de sa naissance.

1er décembre. La mort de son enfant a produit sur la malade un très mauvais effet.

Matin. T., 37,8 ; P., 96 ; R., 28.

Pansement : On enlève le fil constricteur qui offre une anse circulaire de 0 m. 023 de diamètre.

Soir. T., 37,9 ; P., 92 ; R., 32.

Le 2. La plaie bourgeonne ; elle a déjà diminué de moitié. Il existe encore un petit trajet fistuleux avec un point sphacélé.

Matin. T., 37,9; P., 88 ; R., 32.

Soir. T., 37,8 ; P., 92 ; R., 36.

Le 3. Matin. T., 37,8 ; P., 80 ; R., 28 ; même état de la plaie.

Soir. T., 38,2 ; P., 94 ; R., 30.

Le 4. Matin. T., 37,8 ; P., 92 ; R., 32.

Soir. T., 38,1; P., 96 ; R., 32.

Le 5. Matin. T., 37,5; P., 92; R., 32.

Un petit foyer vient de s'ouvrir ; le pansement, en effet, est souillé de pus, et on peut remarquer autour de la plaie une suppuration assez abondante.

Soir. T., 37,8 ; P., 88 ; R., 26.

Le 6. Matin. T., 37,3; P., 72 ; R., 26 ; la plaie est toute petite et présente un aspect rosé.

Soir. T., 37,8 ; P., 80; R., 28.

Le 7. La plaie va très bien ; simple fistule rosée.

Matin. T., 37,7 ; P., 72; R., 26.

Soir. T., 37,8 ; P., 80; R., 28.

Le 8. Matin. T., 37,4 ; P., 72; R., 26.

Soir. T., 37,8; P., 64; R., 24.

Le 9. Matin. T.. 37,2; P..80; R., 24.

Soir. T., 37,5; P., 80 ; R., 24.

Le 10. L'état général est excellent ; l'appétit est bon ; les garde-robes faciles.

Le pansement n'est plus nécessaire que tous les deux jours.

Le 20. La cicatrisation est complète.

Dans les derniers jours du mois, la malade, guérie, se lève.

Vers la fin du mois de janvier, on examine la malade. La cicatrice est rouge foncée et ne remonte pas au dessus de l'ombilic, le ventre est souple ; on peut constater une légère éventration.

Le diamètre sacro-sous-pubien, mesuré de nouveau, est trouvé de 0,07 centimètres 3 ; ce qui donne comme diamètre sacro-pubien minimum environ, 5 centimètres 8.

Le col est mobile, un peu gros, mais son ouverture est petite, comme celle du col de la femme qui n'aurait pas eu d'enfants.

En mesurant le bassin à l'extérieur, on trouve :

Distance entre l'épine iliaque antérieure et supérieure : 0 m. 235.

Entre les deux crêtes iliaques, 0 m. 220 millimètres.

Diamètre sacro-pubien, 0 m. 165.

Distance prise du milieu de la crête, chaque droite à l'ischion correspondant : 0 m. 170.

Même distance mesurée du côté gauche, 0 m. 150.

Cette malade a été présentée à l'Académie de médecine dans la séance du 9 mars 1880. Elle est en parfaite santé ; deux mois et demi après l'opération, elle a eu des rapports sexuels sans accidents.

Observation IV.

Grossesse de 8 mois 1/2 environ. Bassin rachitique. Diamètre sacro-sous-pubien 0,065mm. Opération de Porro, par M. Lucas-Championnière. Fille vivante, mère morte le 2e jour. (Observation personnelle).

Dupin (Alexandrine), 28 ans, ouvrière passementière, primipare, entre à la Maternité, le 6 décembre 1879, à 9 heures du matin.

Elle n'a marché qu'à l'âge de 3 ans et dit avoir été nouée. Elle a eu une adolescence maladive de 7 à 16 ans.

A 16 ans, établissement des règles, qui, depuis ont été irrégulières; chaque mois, deux jours durant, peu abondantes. Elle est d'une santé délicate, chloro-anémique. Elle a eu quelques crampes d'estomac; a toussé longtemps. La toux a disparu depuis un an environ.

Les premières règles ont apparu du 18 au 20 mars 1879. Pendant sa grossesse elle a été bien portante.

Le 5 décembre, elle ressentit les premières douleurs, d'abord très espacées elles donnent plus fortes dans la matinée du 6.

Le col complètement ramolli commence à s'effacer; le travail commence.

Examen de la femme.

Taille 1 m. 31 cent

Tibias très incurvés surtout à leur partie inférieure. Genoux très rapprochés. Cuisses courtes; la droite est plus courte, plus incurvée à concavité en dedans. Cependant il n'y a pas de claudication.

Le thocax est légèrement bombé en avant, mais la colonne cervicale et dorsale ne sont pas déviées.

La colonne lombaire est saillante en avant, on constate une forte ensellure.

Le diamètre sacro-sous-pubien mesure 0,065 millimètres. L'angle sacro-vertébral est déjeté à droite et le côté droit du bassin est aussi bien plus étroit que l'autre ; la ligne innominée touche l'angle.

La symphyse pubienne est normale, mais la branche ischio-pubienne droite est très rapprochée du centre de l'excavation.

Distance entre les deux épines iliaques antérieures et supérieures, 0, 23 centimètres. Du bord supérieur de la symphyse à l'apophyse épineuse de la première vertèbre sacrée 175 millimètres.

Les dents sont cannelées et les incisives présentent des stries noirâtres transversales.

Examen du ventre. Paroi assez mince, palper assez facile. Par la palpation on trouve l'utérus à sept travers de doigt au-dessus de l'ombilic. La tête est dans la fosse iliaque gauche. Le siège est en haut et à droite, le dos en avant. Le maximum des battements du cœur est pour la région ombilicale un peu à droite.

L'opération de Porro est résolue pour le jour même.

La malade ayant à midi des douleurs qui se renouvellent toutes les minutes, on lui donne immédiatement du chloroforme.

Avant l'opération : 4 heures. T. 37,6, P. 68, R. 20.

L'opération est faite par M. Lucas-Championnière assisté de MM. Terrier et Périer et en présence de M. Tarnier.

La vessie et le rectum ont été vidés préalablement. On enveloppe les membres de la malade de ouate et de flanelle. Avec une solution phéniquée on lave la vulve et la paroi abdominale de la malade. Une injection phéniquée est poussée dans le vagin et après avoir rasé le pubis on applique sur la vulve une compresse imbibée d'eau phéniquée.

Pendant toute la durée de l'opération un pulvérisateur puissant enveloppe l'opérateur et ses assistants de vapeurs phéniquées.

A 5 heures 35, la paroi abdominale est incisée sur la ligne blanche pour une étendue de 15 centimètre au-dessous de l'ombilic; l'ombilic est contourné à gauche et l'incision le dépasse un peu. Pendant que les aides appliquent fortement les mains sur les côtés de l'utérus, l'opérateur fait l'incision de l'utérus *in situ* sur sur la ligne médiane.

Le placenta est inséré sur la face antérieure et en haut; il s'échappe un flot de sang. On achève rapidement la section avec les ciseaux. La poche est ouverte et le cordon sort aussitôt.

La main est introduite dans la plaie et l'enfant est extrait à 5 heures 40.

L'utérus, les ovaires et les trompes sont attirés au dehors;

à pleines mains. Des pinces en T sont placés sur la paroi utérine. Puis une broche est enfoncée dans le tissu utérin d'avant en arrière à l'union du col avec le corps et un fil de fer est serré au-dessous à l'aide du constricteur de Cintrat; un second fil est appliqué au-dessous du premier.

Avec un bistouri large et plat, l'utérus est divisé à 2 centimètres au-dessus de la broche.

La toilette est faite à l'aide d'éponges montées. On fait sept sutures au-dessus de l'ombilic et deux au-dessous. A 6 heures on excise une portion du pédicule; on le touche au perchlorure de fer. Pansement de Lister; bandage de corps. La toilette étant faite, la femme est rapportée dans son lit à 6 heures 10.

L'opération a duré trente-cinq minutes.

Après l'opération : T., 37°; P., 64; R., 24.

L'enfant extrait est une fille vivante qui a crié aussitôt; elle pèse 2,800 gr. environ.

Voici les dimensions de la tête que nous avons prises avec le concours de notre excellent ami, M. le Dr Ribemont :

Diam. = OM, 0,118 — O, max. 0,123. — O. F., 0,107 — Ss, O, Br., 0,096 — Bi, P., 0,090 — Bi, T. 0,075 — Bi. Mast, 0,075. — Ss, O, Fr, 0,105 — Grande circonférence, 0,32 = — Cir. Ss. Oc. Fr, 0.315 — Cir. Ss. O. Br. 0,305. —

Le poids de l'utérus et des ovaires est de 600 gr. Le placenta est normal.

Dans la soirée qui suit l'opération, la malade se réveille, de 7 à 9 h.. elle est très agitée et se plaint de douleurs violentes dans le ventre.

8 h soir. T., 37,8; P., 92; R., 28.

Elle dort d'un sommeil assez calme de dix à douze heures. Elle passe le reste de la nuit sans agitation.

Grog, glace. Vin de champagne.

2 h. du matin. T., 38,7; P., 92. R., 32.

7 décembre. La figure paraît reposée, la langue est humide; quelques douleurs de ventre.

T., 39,2; P., 96; R., 34.

Elle a des nausées; pas de vomissements.

Miction artificielle; on retire de la vessie quelques gouttes d'urine. Injection avec 2 centigr. de morphine.

On refait le pansement. Le pédicule est sec, on n'enlève pas les pièces qui le soutiennent, on change seulement quelques compresses phéniquées ; on applique une grande pièce et de la ouate.

Quelques minutes après, sommeil calme et profond : P., 140; R., 20.

A 5 h. Une nourrice donne pour la première fois à téter à l'enfant.

5 h. 55. Réveil, agitation très vive. T., 41,1. Sommeil.

6 h. 45. Agitation extrême ; la malade a une attaque d'hystérie. Elle rejette la glace et le champagne qu'on lui donne.

7 h. 10. La malade tombe dans un coma profond, la respiration est lente et se suspend fréquemment.

8 h. P., 120; R., 12.

9 h. Visite de M. Lucas-Championnière. La face est bouffie, les paupières tuméfiées, les pupilles sont contractées; les paupières écartées, l'œil entr'ouvert. T., 41,5; P., 130; R., 12.

Le pouls tantôt faible, tantôt fort, reste toujours égal. Pas de vomissements, ni de régurgitations, le ventre est légèrement ballonné. Cet état dure jusqu'à minuit.

P., 124; T., 42,8.

1 h. du matin. Mort. Quelques minutes avant la mort, la respiration était de 24, le thermomètre accusait toujours 42,8.

Nécropsie. L'ouverture de la cavité abdominale ne montre pas de traces de péritonite.

Il existe seulement à la face postérieure de la paroi abdominale des suffusions sanguines au niveau des pouls de suture.

Le pédicule est bien solide et n'a subi aucun tiraillement.

Les ovaires ont été bien enlevés.

Il n'y a pas de compression des uretères.

Tous les viscères sont sains.

Observation V.

Grossesse à terme. Rachitisme. Bassin de 0,067mm diamètre sacro-sous-pubien. Opération de Porro pratiquée à l'hôpital Necker, par M. Lucas-Championnière. Guérison de la mère. Enfant vivant.

Adèle L..., âgée de 23 ans, lingère, entre à l'hôpital Necker le 30 décembre, à 8 h. 15, dans le service de M. Potain.

Rachitique, elle n'a marché qu'à 9 ans. Ses règles, apparues pour la première fois à 16 ans, revenaient très irrégulièrement depuis : tous les deux ou trois mois. La dernière apparition de ses règles remonte à six mois environ avant le début de la grossesse.

Taille 1^m,30. Thorax bien conformé. Pas de déviation de la colonne vertébrale. Jambes en cerceau.

Dents incisives cannelées présentant des stries noirâtres transversales.

Regard légèrement asymétrique.

Le 29. A 5 heures du matin, elle ressentait les premières douleurs ; une sage-femme appelée l'accompagne, le 30 décembre, à l'hôpital Necker.

La poche des eaux est rompue ; la femme est en travail.

A 5 heures du soir, M. Lucas-Championnière arrive et constate que le ventre présente le développement normal de la grossesse à terme, que l'enfant est vivant et que le col est largement dilaté.

Les douleurs étant très vives et se renouvelant toutes les minutes, on met la malade sous l'influence du chloroforme.

A 9 heures du soir, M. Lucas-Championnière, aidé de MM. les internes de Necker, pratique l'opération de Porro.

Pendant toute la durée de l'opération, la méthode antiseptique est rigoureusement observée.

L'opérateur fait une incision de 16 centimètres, très élevée au-dessus du pubis, de telle sorte que l'ombilic se trouve à 8 centimètres de ses deux extrémités.

Après l'ouverture de l'utérus, il se produit une hémorrhagie assez considérable. Une épaule se présentant, on la repousse et on extrait par les pieds un enfant vivace qui respire bien et pèse 3,000 grammes.

Deux broches sont enfoncées dans le tissu utérin au-dessus du col ; deux fils de fer sont serrés : l'un au-dessus des broches, l'autre dans leur intervalle. L'utérus et les ovaires sont sectionnés ; le pédicule long est attiré à l'angle inférieur de la plaie.

On suture la paroi abdominale. Pansement de Lister.

Avant l'opération : T., 37,2 ; P., 120.

Après l'opération : T., 37,2 ; P., 130.

La nuit qui a suivi l'opération a été assez bonne, sans douleur; la malade a été cependant légèrement agitée et a eu quelques efforts de vomissements.

Prescription. Glace, champagne, piqûre de morphine.

Le 31 décembre. Journée calme; sommeil paisible.

Nuit très agitée; la respiration a atteint 55. Piqûre de morphine.

Le 1er janvier. Va très bien dès ce moment.

Le 3. Première garde-robe.

4 janvier. 1er pansement. Ventre souple, légère rubéfaction de la peau; pédicule sec.

Gonflement à peine douloureux des seins.

Le 2e pansement a eu lieu le 8 janvier, il y avait un peu de putréfaction; les compresses étaient noircies par les débris du pédicule, mais le ventre restait souple indolore. Dès ce second pansement le pédicule s'est éliminé seul avec les broches et les fils de fer.

Puis on coupe les huit sutures profondes et superficielles. Il y a un peu de boursoufflement de la plaie cutanée qui laisse sourdre du pus à la pression.

Au 3e pansement on trouve une place rosée, bourgeonnante en voie de guérison.

Pendant ce temps la température n'a jamais dépassé 38°.

Au 9e pansement, fin janvier, il ne reste plus qu'une petite ulcération superficielle.

Le malade commence à se lever dès les premiers jours de février.

L'enfant, confié aux soins d'une nourrice est bien portant

Cette malade est présentée à l'Académie de médecine le 9 mars 1880, par M. Lucas-Championnière; il a fait remarquer que la réunion des lèvres de la plaie est si parfaite qu'il ne reste que bien peu de traces de l'opération, bien qu'elle soit toute récente.

Observation VI,

Bassin vicié par le rachitisme. Opération de Porro faite le 14 janvier 1880 par M. Lucas-Championnière à l'hôpital Cochin. (Observation recueillie et communiquée par M. Caraffi, interne du service.)

Femme âgée de 43 ans, primipare, entre à la Maternité de Cochin le 14 janvier 1880.

Elle présente un des types extrêmes des déformations dues au rachitisme.

Sa taille est de 113 centimètres ; sa colonne vertébrale présente des déviations très accusées. Elle offre des courbures scoliotiques très prononcées, l'une au niveau de la région lombaire, la seconde dont la concavité est inverse de la précédente, siège au niveau de la région dorsale et regarde à gauche.

Les membres inférieurs sont très courts et c'est sur eux que le rachitisme a laissé son empreinte à un degré considérable.

Les tibias sont convexes en avant et en dehors ; les fémurs sont plus courts que les tibias et leur concavité regarde en dedans et en avant.

Le ventre est en besace ; il descend dans sa partie la plus déclive à 10 centimètres au-dessous des pubis. Cette position de l'utérus tient incontestablement à l'étroitesse du bassin et à sa déformation.

Le tronc de la malade est raccourci, mais les déformations y sont peu marquées, relativement à celle des membres inférieurs.

La taille de la malade est de 113 centimètres.

Les dernières règles datent du mois de mai 1879.

Le volume de l'utérus est relativement petit; c'est, approximativement, celui d'un utérus à 8 mois.

Le toucher permet de reconnaître la saillie considérable de la première pièce du sacrum, l'aplatissement anormal de celui-ci, la déviation à gauche du promontoire et le rétrécissement du diamètre promonto-pubien.

La mensuration de ce diamètre avec le doigt a donné des résultats qui peuvent varier entre 7 cent. 1/2 et 8 cent. 1/2; mais il paraissait certain qu'à l'angustie pelvienne s'ajoutaient la déformation, l'irrégularité du bassin.

La femme était en travail depuis le lundi 12 janvier. Malgré l'intensité et la fréquence des contractions, le col est seulement effacé, il n'y a point de dilatation. La palpation quoique difficile permet de diagnostiquer la présentation céphalique; l'auscultation confirme ce diagnostic. Le toucher ne permet de sentir aucune partie fœtale. Les contractions sont très douloureuses; la parturiente est très fatiguée et très agitée. Sa température est de 38°; le pouls bat plus de 100 fois par minutes.

M. Lucas-Championnière examine la malade à 6 heures ; il pratique le toucher après anesthésie chloroformique, examine minutieusement le bassin et essaie d'introduire le doigt dans le col pour en faciliter la dilatation. Une petite hémorrhagie suivit cette exploration.

Les douleurs ont continué avec la même fréquence et intensité, avec rémission après administration d'un lavement de 2 grammes de chloral qui détermina un sommeil de deux heures.

La dilatation était nulle ; M. Championnière décida d'attendre au lendemain matin pour faire la céphalotripsie si l'état du col permettait de pratiquer cette opération sans avoir besoin de recourir au préalable au débridement du col. Le lendemain matin, l'état du col ne s'était point modifié. En face de cette dificulté ajoutée à l'état du bassin, M. Championnière décida d'attendre jusqu'à 4 heures de l'après-midi, et si la dilatation ne se produisait pas, de pratiquer alors l'opération césarienne ou celle de Porro, T. 38°, P. 100.

A 6 heures de l'après-midi, l'état du col n'a pas changé ; la malade a perdu ses eaux à 2 heures. Le méconium s'écoule par le petit orifice du col. La femme est extrêmement fatiguée ; elle demande qu'on lui ouvre le ventre, car elle ne pourrait pas, dit-elle, accoucher autrement. T. 37°,9 ; P. 100.

Le soir, à 6 heures 50, M. L. Championnière pratiqua l'opération de Porro, assisté de MM. Maygrier, Labat et Caraffi. Elle fut terminée complètement à 7 heures, sans qu'aucun incident particulier mérite d'être cité, si ce n'est cependant que le fil de la ligature du pédicule cassa une première fois et qu'il fallut en placer un second, ce qui fut la cause d'une hémorrhagie peu abondante, puisque toute l'opération ne détermina qu'une perte de 250 à 300 grammes de sang approximativement. L'opération faite, la malade étant complètement anesthésiée, et sous la vapeur phéniquée, sept points de suture profonde et trois points de suture superficielle suffirent pour affronter les lèvres de la plaie.

La malade fut transportée à son lit et on lui fit prendre le décubitus horizontal le plus parfait, la tête étant sur le même plan que le bassin.

Au bout de trois quarts d'heure, la malade revenue à elle-même demanda à boire.

L'enfant était asphyxié au moment de son extraction, et ce ne

fut qu'après l'insuflation pratiquée pendant quinze ou vingt minutes qu'on put établir la respiration.

Voici les diamètres de la tête qui ont été pris à l'aide du pelvimètre de M. Budin :

O. Fr.	0,108mm
O. Ment.	0,125
Ss. O. Breg.	0,086
Bi P.	0,089
Bi T.	0,078
Ss. Ment. Breg.	0,085

A partir de 10 heures, on commença à donner à l'opérée du champagne glacé par cuillerées à café.

Vers 11 heures, elle se plaignait de douleurs intenses du côté du ventre, et il était difficile de la faire rester tranquille sur son lit.

Injection sous-cutanée de 1/2 centigramme de morphine.

A 11 h. 30, la douleur, ne diminuant pas, on fait une seconde injection de 1 centigramme de chlorhydrate de morphine. Un quart d'heure après, elle était soulagée.

Vers 4 heures, l'agitation recommença, et quelques minutes après elle eut un accès d'hystérie convulsive de très courte durée. Après l'accès, elle se plaignit de douleurs dans le ventre, et l'on constata que les pièces du pansement étaient souillées d'une assez grande quantité de sang ; mais l'hémorrhagie paraissant arrêtée, on a laissé le pansement en place.

Injection sous-cutanée de 1 centigramme de morphine. Après cette injection, l'opérée dormit pendant deux heures.

A 8 heures, la malade accusait un appétit très grand et demandait une tasse de lait. On continue à lui donner du champagne frappé.

A 9 h. 30, elle demandait qu'on lui haussât un peu la tête. On lui plaça un petit oreiller ; elle se trouva mal et faillit avoir une syncope. Elle souffrait un peu du ventre. Injection sous-cutanée de 5 milligrammes de morphine. T., 38,5; P., 128.

A 2 heures, un premier vomissement peu abondant ; plusieurs autres vomissements se succèdent.

A 6 heures, on lui donne, après un vomissement muqueux abondant, un morceau de sucre imbibé de 5 à 4 gouttes d'éther.

Les vomissements s'arrêtent.

T., 59°; P., 128; R., 44.

A 4 h. 40, l'agonie commence.

Nous n'avons eu que peu de renseignements sur l'autopsie.

Il n'y aurait pas eu trace de péritonite, et les viscères ne présentaient aucune lésion appréciable.

Le pédicule, bien fixé dans l'ouverture de la paroi abdominale, n'avait subi aucun déplacement.

Le bassin était très déformé et frappé d'arrêt de développement. La symphyse pubienne, déjetée du côté gauche, n'était distante du promontoire que de 5 centimètres à peine. La première pièce du sacrum faisait, en avant, une saillie qui pouvait en imposer au toucher pour l'angle sacro-vertébral.

Au moment de mettre sous presse nous recevons avis d'un travail de R. Harris, de Philadelphie. sur « l'ovaro-hystérectomie césarienne » (American Journal of the science for July, 1880). Le temps ne nous permet pas de l'analyser : l'auteur y rapporte 50 cas d'opération de Porro, et déclare que les deux opérations attribuées par M. Pinard et nous-même sur la foi d'un confrère étranger, à Prévot, de Moscou et à un autre opérateur russe n'ont jamais existé. Il faut donc rayer ces deux faits de notre statistique, qui reste absolument la même, quant au chiffre de la mortalité.

TABLE DES MATIÈRES

Paris. — A. Parent, Imprimeur de la Faculté de Médecine, rue M.-le-Prince, 29-31.

NOUVELLES PUBLICATIONS

DE LA LIBRAIRIE ADRIEN DELAHAYE ET E. LECROSNIER

Paris. — A. PARENT, imp. de la Faculté de Médecine, r. M.-le-Prince, 29-31

www.ingramcontent.com/pod-product-compliance
Ingram Content Group UK Ltd.
Pitfield, Milton Keynes, MK11 3LW, UK
UKHW020201200726
13856UKWH00003B/1132